DU ROLE DE L'ORGANISME

DANS LA PATHOGÉNIE DE QUELQUES

MALADIES INFECTIEUSES

PAR

Le Dr René APPERT

Interne des hôpitaux de Paris
Lauréat de la Faculté de médecine (prix Corvisart)

PARIS
G. STEINHEIL, ÉDITEUR
2, RUE CASIMIR-DELAVIGNE, 2

1893

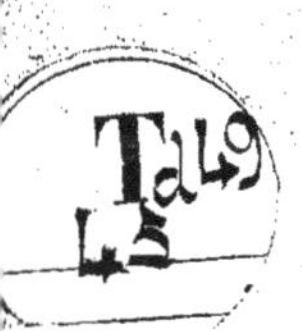

DU ROLE DE L'ORGANISME

DANS LA PATHOGÉNIE DE QUELQUES

MALADIES INFECTIEUSES

IMPRIMERIE LEMALE ET Cie, HAVRE

DU ROLE DE L'ORGANISME

DANS LA PATHOGÉNIE DE QUELQUES

MALADIES INFECTIEUSES

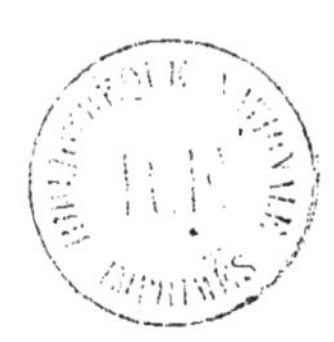

PAR

Le Dr René APPERT

Interne des hôpitaux de Paris
Lauréat de la Faculté de médecine (prix Corvisart)

PARIS
G. STEINHEIL, ÉDITEUR
2, RUE CASIMIR-DELAVIGNE, 2

1893

DU ROLE DE L'ORGANISME

DANS LA PATHOGÉNIE DE QUELQUES

MALADIES INFECTIEUSES

INTRODUCTION

Il y a quelques années, à la naissance des études bactériologiques, toute la pathogénie des maladies infectieuses semblait se réduire à la présence du microbe.

S'appuyant sur les belles découvertes de Pasteur, quelques bacté riologistes, allant plus loin que le maître, ont voulu supprimer toutes les causes de maladie reconnues par la médecine traditionnelle. Le microbe, pensait-on, est spécifique, et il suffit que le germe pathogène venu de l'extérieur envahisse l'organisme pour que la maladie soit constituée.

On supposait qu'à chaque agent bactérien correspondait une maladie de forme spéciale dans sa marche, sa durée, sa gravité, et on considérait l'organisme comme un bouillon de culture passif. Cette conception simple et séduisante au premier abord, ne put être acceptée de tous les médecins, qui observateurs des faits de la clinique, savaient que l'influence individuelle de l'organisme domine dans l'évolution morbide. Aussi il a bien vite fallu en rabattre de cette conception des maladies infectieuses. « Quelle variation de la virulence, quelles illusions que celles des auteurs qui s'imaginent baser avec certitude le pronostic sur la présence de tel ou tel germe » (Charrin) (1).

La virulence d'un même microbe est extrêmement variable ; nous portons en nous des germes pathogènes, à l'état de virulence latente, qui ne deviennent dangereux qu'à l'occasion d'un état pathologique de l'organisme.

C'est dans le trouble de l'économie, fait essentiel, qu'il faut chercher l'origine de ces angines, pneumonies, érysipèles, de toutes ces auto-infections qui sont le fond de la médecine de tous les instants, et c'est le trouble de l'organisme qui donne leur virulence aux pneumocoques, streptocoques, nos commensaux habituels.

Telle a toujours été la doctrine de M. le professeur Peter, qui n'a cessé de rappeler dans ses leçons, dans les discussions académiques que l'organismejouait un rôle capital dans la pathogénie des maladies infectieuses. En clinicien, en observateur consciencieux des faits, il s'est toujours refusé à ne voir dans la maladie qu'un microbe, mais il voulait y voir un organisme qui réagit, et qui donne à l'infection son individualité suivant son intégrité, et sa résistance fonctionnelle.

C'est à M. le professeur Peter que nous devons l'idée de ce travail, et c'est son enseignement qui fait la base de cette thèse. Qu'il nous soit permis de faire remarquer aujourd'hui, qu'il a fallu un certain courage à ce maître pour lutter seul contre tous, pour défendre ses théories, en présence de l'engouement presque universel pour les nouvelles doctrines parasitaires. Nous verrons dans le cours de ce travail que la bactériologie entre dans une voie nouvelle, que les travaux les plus récents reconnaissent la large part de l'organisme dans la formation de la virulence de l'agent microbien et paraissent confirmer de tous points les données de la médecine traditionnelle (2).

Il nous reste à acquitter la dette de reconnaissance que nous avons contractée à l'égard de nos maîtres dans les hôpitaux.

Que M. le Dr Mauriac, médecin de l'hôpital du Midi, reçoive l'assurance de notre profond attachement, et de notre reconnaissance pour les bonnes leçons qu'il nous a prodiguées, et le dévouement qu'il n'a cessé de nous montrer.

L'année d'internat que nous avons passée à la Maternité, dans le

(1) *Semaine médicale*, 11 juin 1892.

(2) Prof. Jaccoud. La spontanéité morbide. Leçon d'ouverture. *Prog. médical*, 26 nov. 1892.

service du Dr Labadie-Lagrave, nous a permis d'étudier la pathologie de la grossesse, et la gynécologie sous la direction du plus éclairé et du plus aimable des maîtres.

M. le professeur Le Dentu a bien voulu nous agréer comme interne dans son service, et nous initier à sa savante pratique chirurgicale. Nous lui sommes sincèrement reconnaissant de la sympathie qu'il n'a cessé de nous montrer.

Que M. le Dr Bouilly reçoive nos meilleurs remercîments. Pendant l'année d'internat, si bien remplie, que nous avons passée près de lui, témoin de ses nombreux succès en chirurgie abdominale, nous avons été initié aux pratiques d'une chirurgie prudente, et au grand sens clinique de cet excellent maître.

Que M. le professeur Duplay, qui nous avait fait l'honneur de nous réserver une place dans son service, reçoive nos regrets d'avoir été si peu de temps son élève.

Nous remercions enfin tous ceux qui, dans les hôpitaux, ou à l'École de médecine, ont contribué à notre instruction médicale et chirurgicale : MM. Segond, Desprès, Brun, Jalaguier, Walther, Potherat, Campenon, Ballet, Hutinel et Du Castel.

Que MM. Richardière, Martinet, Siredey et Dutil qui ont été nos premiers maîtres de Clinique médicale reçoivent également nos sincères remercîments pour les bonnes leçons qu'ils nous ont prodiguées, avec tant de dévoument.

Que M. Marfan qui a été notre chef de clinique très dévoué, nous a aidé de ses conseils, et nous a toujours montré tant de bienveillance, soit assuré de notre vive reconnaissance.

Nous avons été l'externe et l'interne de M. le professeur Peter. Nous lui devons le meilleur de notre instruction médicale. Il a toujours été pour nous le maître le plus dévoué, et nous a donné de telles marques d'affectueuse sympathie, que nous sommes heureux de lui exprimer ici notre vive gratitude et notre respectueux attachement.

Bouche et pharynx.

MICRO-ORGANISMES DE LA BOUCHE A L'ÉTAT NORMAL

On sait depuis bien longtemps, que la cavité buccale abonde en micro-organismes. Déjà Leuwenhoek avait vu et décrit une série « d'animalcules » dans le tartre des dents, mais on ne connaissait pas quel rôle important, ces micro-organismes peuvent jouer dans la production des maladies.

Il résulte des travaux modernes que les espèces microbiennes qui pullulent dans la cavité bucco-pharyngée sont extrêmement nombreuses et que bon nombre sont pathogènes. Vignal décrit une vingtaine de micro-organismes et Miller n'en a pas rencontré moins de cent dans la bouche de sujets sains. On comprend facilement comment les bactéries envahissent en si grand nombre la cavité buccale, s'y acclimatent, et s'y perpétuent. Apportés par l'air, les aliments, les lboissons, chaque inspiration, chaque déglutition d'aliments laisse sur a muqueuse une certaine quantité de microbes. Or ceux-ci trouvent dans la bouche un ensemble de conditions très favorables à leur développement, une température élevée, un liquide suffisamment nutritif (salive mêlée aux débris alimentaires, et aux produits de desquamation incessante de l'épithélium buccal), de nombreuses anfractuosités, où le cantonnement et la colonisation sont des plus faciles (Thomas) (1).

Les micro-organismes qui habitent la bouche à l'état normal sont de deux variétés, les uns sont de simples saprophytes sans aucune action pathogène, les autres au contraire bien que longtemps inoffensifs sont des microbes essentiellement morbigènes, mais à virulence très atténuée, latente. Leur virulence, virtuelle pour ainsi dire, attend pour se développer que le milieu organique de physiologique devienne pathologique.

(1) THOMAS. *Rôles des micro-organismes dans les affections de la bouche.* Thèse, Paris, 1891.

Les microbes non pathogènes des premières voies digestives sont ceux qu'on rencontre partout dans l'air, tels que :

Le bacillus subtilis;
Le bacterium termo;
Le bacille de la pomme de terre;
Le bacillus amylobacter;
Le vibrio rugula.

Les spirilles se rencontrent fréquemment dans la bouche et dans le pus des adénites cervicales (Verneuil et Clado), sans que toutefois on doive leur attribuer un rôle pyogène, car dans les mêmes abcès on trouve à côté d'eux des streptocoques (Cornil).

Le spirochète denticola, le bacillus tremulus, le leptothrix peuvent également se rencontrer dans les abcès de la langue, à côté des microbes de la suppuration.

Après la simple énumération de ces micro-organismes peu intéressants au point de vue pathologique, nous devons étudier avec quelque détail les microbes morbigènes.

Il n'existe, dit M. Netter, aucun foyer intrinsèque de la même importance que la bouche, et par la qualité des microbes qu'il renferme, et par la situation qu'il leur fournit.

La bouche est en communication par le larynx, la trachée, les bronches avec les poumons ; par l'œsophage avec le tube digestif et les viscères abdominaux; par la trompe d'Eustache avec l'oreille moyenne; et de l'oreille moyenne les parasites peuvent arriver au cerveau : aussi la bouche peut-elle devenir le point de départ, dans certains états de l'organisme, d'infections viscérales multiples, dans les organes en communication directe ou indirecte avec elle.

C'est ainsi que les angines, les amygdalites, les otites, la diphtérie, l'érysipèle de la face, les broncho-pneumonies, les pneumonies franches, les gangrènes pulmonaires, et même les méningites, sont souvent sous la dépendance de micro-organismes partis de la cavité buccale, et y ayant acquis une virulence anormale. Les micro-organismes les plus intéressants à ce point de vue sont :

Le pneumocoque;
Le staphylocoque pyogène ;
Le bacille encapsulé de Friedländer;
Le streptocoque pyogène ;
Le bacille diphtérique.

Il existe normalement, dit M. Netter, dans certaines salives de sujets sains, un microbe spécial, disposé en diplocoques, entourés d'une capsule. Ce microbe, découvert par M. Pasteur, en 1881, est pathogène pour le lapin et la souris. Il est identique à l'agent pathogène de la pneumonie tel que nous l'ont fait connaître les travaux de Fraenkel. En reprenant les expériences du savant allemand, qui, en 1885, avait étudié sous le nom de sputum-septicæmie, les effets de l'inoculation de la salive humaine aux lapins et aux souris, M. Netter a vu que c'était au pneumocoque, que la salive devait son action pathogène. Du 27 avril au 27 juin 1887, il a inoculé à 7 reprises sa salive à des lapins, tous les animaux sont morts. Cependant la présence du pneumocoque n'a plus été retrouvée après cette période.

Après le mois de septembre de la même année, M. Netter a plusieurs fois injecté sa salive à des lapins sans déterminer la maladie qui d'avril à juin résultait constamment des inoculations.

Enfin, au mois de décembre, époque à laquelle l'expérimentateur était en relations fréquentes et de longue durée avec un pneumonique, la salive ne renfermait point de pneumocoque, ce qui semble prouver que l'invasion du pneumocoque est rarement directe, et n'est pas fréquente chez les personnes qui vivent auprès de malades infectés de pneumonie.

Le pneumocoque se retrouve à l'état normal chez 1/5 des sujets n'ayant jamais eu de pneumonie. S'il y a eu autrefois pneumonie, remontant même à 10 ans et plus, la fréquence de ce microbe s'élève à 80 0/0.

Ce pneumocoque (diplocoque de Talamon-Fraenkel), diplocoque lancéolé, micrococcus Pasteuri, bacillus salivarius septicus de Biondi, bacillus septicus sputigenus de Flügge) serait l'agent exclusif de la pneumonie franche (Fraenkel, Netter, Gamaleïa), mais on le rencontre encore dans de nombreuses maladies. D'après la statistique donnée par Netter de ses examens, il a trouvé le pneumocoque comme cause de :

Broncho-pneumonies.........	32 0/0
Pleurésies purulentes.........	35 0/0
Endocardites................	38 0/0
Péricardites................	42 0/0
Otites......................	42 0/0
Méningites suppurées........	64 0/0

Le streptocoque existe dans la salive de 5,5 0/0 des sujets sains — le pneumo-bacille de Friedländer dans 4,5 0/0 — le staphylocoque se rencontre dans presque tous les cas (Miller, Vignal, Biondi).

M. Netter a remarqué de plus que le nombre des microbes et leur virulence varient très souvent chez le même sujet, la même salive donnant un jour des résultats positifs, qu'on ne retrouve plus le lendemain.

D'autre part, le streptocoque, inoffensif dans la bouche de la plupart des sujets, a été la cause, d'après les examens de Netter, de :

Broncho-pneumonies..........	49 fois	0/0
Pleurésies purulentes.........	50	0/0
Méningites	16	0/0
Endocardites ulcéreuses.......	32	0/0
Adénites cervicales aiguës.....	100	0/0
Arthrites suppurées...........	100	0/0

Le pneumo-bacille de Friedländer n'est pour rien dans la pneumonie mais se rencontre souvent dans les broncho pneumonies, les otites moyennes, les endocardites infectieuses.

A quoi faut-il attribuer cette innocuité des bactéries pathogènes contenues dans la salive? La salive normale est évidemment un liquide peu favorable au développement de leur virulence, et jouit d'un certain pouvoir bactéricide ou tout au moins antifermentescible. C'est à l'action bactéricide des liquides de l'organisme qu'est due, dans la majorité des cas, l'immunité naturelle de l'homme. On sait que le sang possède à un très haut degré ce pouvoir bactéricide, que le suc musculaire, l'urine, le lait, sont doués de la même action.

ACTION BACTÉRICIDE DE LA SALIVE

M. Sanarelli (1) a été amené a étudier l'action de la salive sur les micro-organismes à ce point de vue. Il a pu conclure de ses expériences que la salive possède un pouvoir bactéricide indéniable. Les conclusions de son travail peuvent se résumer ainsi :

1° La salive de l'homme sain constitue un milieu nutritif éminemment défavorable pour les micro-organismes pathogènes ;

2° Elle possède la faculté de les détruire plus ou moins vite quand leur nombre est très considérable ;

(1) SANARELLI. *Centralblatt f. Bakteriologie*, X, p. 817.

3° Quand elle permet le développement des microbes (comme pour le pneumocoque) elle est capable de modifier leurs caractères normaux, d'atténuer leur virulence ou même de les rendre complètement inoffensifs.

M. Sanarelli a surtout étudié l'action de la salive sur les microbes les plus fréquents de la cavité buccale, tels que le staphylococcus pyogenes aureus, le streptococcus pyogenes, le bacille de la diphtérie, le diplococcus pneumoniæ, ainsi que le bacille typhique, et le spirille du choléra, qui bien que n'étant pas les hôtes fréquents de la bouche, peuvent accidentellement se trouver en contact avec la muqueuse buccale. Sanarelli passe la salive au filtre de porcelaine, et pratique ses expériences suivant la méthode des plaques comme dans l'étude bactéricide du sang.

Le pouvoir bactéricide de la salive expliquerait la rareté relative des infections de la cavité buccale, qui devraient être très fréquentes, étant donné le nombre immense de bactéries qui y pullulent.

Seuls le bacille diphtérique et le pneumocoque semblent doués d'une certaine résistance. Le bacille diphtérique n'est détruit qu'après une action de la salive durant de 28 à 40 jours. Le pneumocoque trouve un milieu de culture nullement défavorable, dans la salive normale. Il ne meurt point, mais sa virulence ne tarde point à se perdre. Il est à noter que cette action microbicide de la salive ne s'observe que pour la secrétion salivaire *de l'individu sain*, dès que les glandes n'ont plus leur fonctionnement normal, les microbes reprennent leur virulence, et les stomatites, angines, parotidites ne tardent pas à se produire.

Comment ces micro-organismes ordinairement indifférents et inoffensifs, bien plus commensaux que parasites, deviennent-ils morbigènes ? Est-ce par ce qu'une effraction du revêtement épithélial de la muqueuse ou une déchirure vasculaire leur a ouvert une porte d'entrée ? Non pas, car ces accidents se produisent tous les jours, sans qu'il en résulte d'inflammation. Si ces microbes deviennent pathogènes, si leur virulence renaît et s'exalte, c'est que l'organisme s'est modifié, est devenu vulnérable, et a fait naître de nouvelles conditions de vitalité pour ses hôtes habituels, d'où est née la virulence.

Pourquoi en effet deux personnes qui ont l'une et l'autre les mêmes agents pyogènes dans la cavité buccale, ne réagissent-elles pas de la même façon au même agent microbien. La première, par exemple, va faire, tous les six mois, tous les ans, une angine phlegmoneuse; la seconde, au contraire, n'aura pas le moindre malaise.

PHAGOCYTISME

Des causes de cette immunité, beaucoup nous échappent encore, mais nous en connaissons du moins le principe général.

D'après les recherches de M. Metchnikoff, et d'autres sur le phagocytisme normal des muqueuses des premières voies digestives, la principale raison qui fait que les microbes restent inoffensifs dans la bouche, c'est que les muqueuses buccale et pharyngée sont en perpétuel état de défense. Le revêtement épithélial ne suffirait pas à garantir la muqueuse contre l'envahissement des microbes phlogogènes, parvenus accidentellement dans la gorge, avec l'air inspiré ou les matières alimentaires. Mais dans la couche sous-jacente, certains phagocytes veillent et détruisent les micro-organismes dans les interstices des cellules épithéliales, avant qu'ils aient eu le temps de se multiplier.

Toute la cavité du pharynx est tapissée de nombreux follicules lymphatiques, les uns sont isolés et disséminés sans ordre à la paroi postérieure du pharynx, d'autres sont groupés verticalement, parallèment et de chaque côté du pilier postérieur du voile du palais; d'autres sont étalés sur la face dorsale de la langue et constituent une sorte de nappe entre le V lingual des papilles caliciformes, l'épiglotte et les tonsilles.

Un autre groupe de follicules constitue une région folliculaire spéciale qui double la muqueuse, qui tapisse l'apophyse basilaire et que l'on désigne sous le nom d'amygdale pharyngienne de Luschka. Réunissons par la pensée, dit M. Jeanselme (1), aux follicules groupés, les follicules isolés, disséminés partout, et nous pouvons dire sans forcer les analogies, que l'arrière-gorge est doublée par un ganglion lymphatique.

Cette richesse particulière d'organes lymphoïdes donne à cette région un rôle considérable au point de vue de la protection de l'organisme contre l'envahissement bactérien.

L'activité de ce phagocytisme, à l'état physiologique, varie d'intensité, en raison du nombre plus ou moins grand des micro-organismes

(1) Revue générale. *Gazette des hôpitaux,* 1891

et peut même dépasser la moyenne normale sans qu'il en résulte aucun trouble pour l'organisme. Tant qu'il est suffisant, c'est-à-dire tant qu'il arrive à détruire les micro-organismes, avant qu'ils aient envahi les couches sous-épithéliales, en nombre assez considérable, pour neutraliser les propriétés microbiennes des humeurs du milieu intérieur, l'immunité persiste.

Le pharynx ne serait donc envahi par l'inflammation bactérienne que lorsque les conditions de vitalité normale de la muqueuse sont modifiées. Que l'amygdale soit altérée dans sa nutrition par des poussées de congestion, telles qu'en provoque le refroidissement brusque, et dans les anfractuosités de l'amygdale s'accumuleront les produits de la desquamation épithéliale, et une matière grasse opaque et jaunâtre, où les micro-organismes trouveront les conditions les plus favorables à leur développement, chaleur, humidité, sécrétions altérées.

Il suffit ainsi qu'une cause occasionnelle quelconque provoque dans l'amygdale une réaction vaso-motrice plus énergique, un arrêt plus ou moins complet de la vie cellulaire pour que la réceptivité apparaisse.

Si l'arrêt de la fonction est assez marqué, et assez prolongé, l'envahissement bactérien ne tarde pas à se faire.

Qu'une vésicule d'herpès mette à nu la muqueuse ulcérée, qu'une légère brûlure du pharynx ou un traumatisme détruise cette mince membrane protectrice, si d'ailleurs le sujet est dans un état pathologique quelconque tel que surmenage, misère physiologique, inflammations anciennes de l'amygdale, l'infection se produira à coup sûr et on verra apparaître rapidement ces inflammations d'aspect diphtéroïde si communes.

De nombreuses observations d'angine infectieuse ont été publiées où les examens bactériologiques ont montré dans les concrétions amygdaliennes, les staphylocoques et le streptocoque (Fürbringer), le pneumocoque de Fraenkel (Cornil et Netter), le bacillus crassus septigenes, dont les cultures renferment une substance très toxique.

Le Dr Lancry a remarqué que les enfants atteints d'hypertrophie des amygdales étaient surtout ceux qui faisaient des angines infectieuses graves et à répétition, et qu'ils étaient spécialement prédisposés à la diphtérie. Aussi conseille-t-il l'amygdalotomie pour supprimer ce milieu de culture trop favorable au bacille diphtérique. Pourquoi ces amygdales se laissent-elles envahir aussi facilement? Est-ce à cause de leur état anatomique spécial ? C'est peut-être autant parce qu'elles appartiennent à un organisme affaibli, cachectisé, incapable de se défendre, qu'à cause de leurs lésions histologiques.

Dans la genèse de l'angine, en effet, c'est au terrain que revient la part la plus importante, il faut qu'il ait subi des modifications préalables, qui diminuent sa résistance physiologique pour que les microbes puissent envahir les amygdales (Ruault).

L'examen bactériologique montre qu'il n'existe pas de microbes spécifiques des angines, les espèces microbiennes qu'on rencontre dans ces inflammations d'angines catarrhales, phlegmoneuses, ou même pseudo-membraneuses, se rencontrent également dans la bouche de sujets sains.

D'autre part, chez le sujet en état d'opportunité morbide le même microbe, le pneumocoque de Fraenkel, par exemple, peut provoquer, suivant la résistance de l'organisme, soit :

1° L'angine simple et l'angine herpétique ;

2° L'amygdalite folliculaire ;

3° L'angine pseudo-membraneuse ;

4° L'amygdalite suppurée.

Si nous étudions en particulier quelques affections inflammatoires de la bouche, de l'arrière-gorge et des glandes salivaires, nous retrouvons encore ce rôle capital de l'organisme comme créant, sinon toute la maladie à lui seul, du moins la condition d'opportunité morbide indispensable, sans laquelle la virulence du micro-organisme ne peut se développer.

MUGUET

Le muguet ne se développe que sur un organisme cachectisé en état de déchéance vitale profonde. Chez le nouveau-né, il est associé aux troubles dyspeptiques, à l'entérite (Seux), à l'état de dénutrition spécial qui résulte de l'athrepsie.

Chez l'adulte et le vieillard, il survient dans les maladies débilitantes, phtisie pulmonaire, cancer, suppurations prolongées, ou dans les maladies aiguës rapidement cachectisantes, fièvre typhoïde, état puerpéral, cystites.

L'animal sain résiste au muguet. On connaît l'expérience de M. Delafond : après avoir vainement essayé de donner le muguet à un agneau sain et bien nourri, il réussit à mettre le même animal en état de réceptivité en le soumettant à un régime débilitant (fatigues, privation d'aliments). Dans ces conditions l'inoculation du muguet réussit.

La salive de l'homme sain, empêche le développement du muguet, ainsi que l'ont vu MM. Roux et Linossier.

Les cas de muguet chez l'homme bien portant sont tout à fait exceptionnels (Brocq, 1881).

Le milieu buccal doit être préparé. Dans les cas où le muguet se développe chez l'homme, la sécrétion salivaire est réduite à son minimum. Il n'est pas douteux que la sécheresse de la bouche, résultant des troubles vaso-moteurs dans les glandes salivaires au cours des états adynamiques graves, ne soit très favorable au développement de ce cryptogame.

La cavité buccale n'est plus balayée par la salive, les éléments épithéliaux de la muqueuse se dessèchent, et se mêlent aux débris alimentaires, formant une bouillie épaisse où les micro-organismes de tout genre peuvent pulluler.

M. Achalme résume la pathogénie du muguet dans les propositions suivantes (1).

1° Affaiblissement de l'organisme, diminution de la sécrétion salivaire, stase alimentaire.

2° Fermentation microbienne, ayant pour résultat de produire l'acidité du milieu intra-buccal, et la formation de substances pouvant servir d'aliments au champignon du muguet.

3° Ensemencement et culture sur le milieu du champignon du muguet.

STOMATITE ULCÉRO-MEMBRANEUSE

La stomatite ulcéro-membraneuse ne se développe également que sur un terrain spécial. Là encore il n'y a point de microbe spécifique connu. On rencontre dans le magma qui recouvre les ulcérations des bactéries en grand nombre. Le développement de l'infection ne peut guère se faire que sur une muqueuse préparée et altérée par les phé-

(1) Revue générale. *Gazette des hôpitaux*, 1891, page 456.

nomènes de congestion dues à la première dentition (Taupin) ou à l'éruption des grosses molaires (Guersent et Blache) et de la dent de sagesse (Catelan). Il se produit des altérations de la sécrétion salivaire, des stases alimentaires, qui préparent le terrain à la pullulation des saprophytes normaux de la bouche. M. Galippe pense, que l'évolution dentaire n'agit pas seulement en modifiant le terrain, mais encore fait naître la virulence des microbes indifférents jusque-là.

Ajoutons à cela que les individus atteints, réagissent mal, ce sont des sujets soumis à une mauvaise hygiène, vivants dans l'encombrement, débilités par une alimentation insuffisante.

STOMATITE MERCURIELLE

Les lésions de la muqueuse buccale résultant de l'élimination du mercure par les glandes salivaires, créent également un milieu de culture extrêmement favorable au développement de toutes les bactéries de la bouche; les streptocoques, les staphylocoques prennent une virulence exceptionnelle et on peut voir survenir des glossites, des périostites alvéolo-dentaires, des angines extrêmement graves.

Ces infections secondaires, sont évidemment la cause des lésions plus profondes qu'on observait si souvent autrefois à la suite de la stomatite mercurielle. Le mauvais état et la malpropreté du système dentaire constituent, du reste, une prédisposition certaine, car c'est dans ces conditions que les bactéries de la bouche sont le plus nombreuses, et trouvent le milieu du culture le plus favorable (Galippe).

GANGRÈNE DE LA BOUCHE

Le noma est une maladie toujours secondaire, et dont le développement est préparé par les maladies générales graves, telles que les fièvres éruptives, la rougeole en particulier, la scarlatine, la fièvre typhoïde, la diphtérie et le scorbut.

Certaines stomatites simples se compliquent de gangrène. O. Weber et Trendelenbourg l'ont vue se développer dans la stomatite mercurielle; Dalché et Villejean dans la stomatite bismuthique; mais ces faits sont rares et presque toujours le noma survient au cours de maladies générales.

De nombreux microbes ont été signalés comme spécifiques de la gangrène. Lingard a vu de longs bacilles dans le noma, Ranke, Koch ont décrit des micrococci ; Schimmelbusch (1) décrit un bâtonnet court, aux extrémités arrondies, souvent apairé, comme pathogène du noma. Néanmoins la preuve de la spécificité d'aucune de ces bactéries des gangrènes de la bouche n'a pu être faite.

On admet aujourd'hui que le plus grand nombre des microbes rencontrés dans la gangrène sont des bactéries vulgaires, bacilles, zooglées, spirilles (Netter), chaînettes et vibrions (Sansom).

Le noma n'est donc pas une imflammation spécifique mais plutôt une infection secondaire, développée grâce à la perte de la vitalité des tissus, et à une mortification des muqueuses.

Aussi la gangrène de la bouche est-elle la maladie des organismes affaiblis, des enfants pauvres, vivant dans des salles encombrées, où les soins hygiéniques sont insuffisants, et où l'affaiblissement de l'organisme est la cause première du peu de résistance des tissus aux micro-organismes pathogènes.

ANGINES

Nous avons vu comment les angines se développent, en général, à la suite d'infections secondaires, par microbes vulgaires, lorsque l'amygdale est mise en état de réceptivité. Il suffit pour les angines simples de troubles vaso-moteurs de la région pharyngée, à la suite d'un refroidissement par exemple, et d'arrêt de la fonction phagocytaire de ces organes pour que l'infection en résulte.

C'est à une étiologie analogue, qu'il faut rattacher les affections diphtéroïdes de cette région. On sait aujourd'hui que ces inflammations n'ont rien de spécifique et qu'elles ne sont point la diphtérie.

C'est ainsi qu'au déclin de la scarlatine, de la fièvre typhoïde, de la rougeole, on voit survenir des angines à fausses membranes que l'on croyait autrefois de nature diphtérique, mais qui en réalité sont dues à des infections secondaires, et où l'on rencontre constamment le streptocoque.

Nous trouvons dans la remarquable thèse de M. Bourges (2), sur

(1) *Deutsch. med. Woch.*, 27 juin 1889.
(2) Thèse de Paris, 1891.

les angines de la scarlatine des faits bien démonstratifs. Il n'est pas douteux que, dans la plupart des cas, les infections secondaires ne soient le fait de micro-organismes préexistants dans la cavité buccale. Nous citerons seulement les observations les plus nettes.

Obs. XXXV. — *Scarlatine, angine pseudo-membraneuse précoce. Guérison.* — L'examen bactériologique ne révèle point le bacille de Löffler, mais les tubes d'agar, montrent de nombreuses colonies de streptocoques, et quelques colonies de gros bacilles mobiles.

Obs. XXXVI. — *Scarlatine maligne, angine pseudo-membraneuse. Mort. Examen bactériologique.* Pas de bacilles de Löffler, mais quelques colonies de streptocoques. Colonies de staphylocoques et de bacterium coli commune.

Obs. XXXVII. — *Scarlatine, angine pseudo-membraneuse précoce légère. Guérison.* — Examen. — Les tubes de sérum contiennent des colonies isolées de streptocoques, pas de bacilles de Löffler, mais colonies de petits bâtonnets à peine plus longs que larges.

Obs. XXXVIII. — *Scarlatine maligne, angine pseudo-membraneuse précoce. Mort.* — Examen. — Dans ce cas, la diphtérie paraissait tellement certaine qu'on fit deux ensemencements pour plus de certitude. Les deux fois, les tubes de sérum ne contenaient que de petites colonies blanchâtres, qui ont été toutes examinées une à une. Elles n'étaient composées que de microcoques.

Les tubes d'agar contenaient des traînées de colonies de streptocoques, des colonies de bactérium coli commune et d'assez nombreuses colonies de micrococci.

Obs. XXXIX. — *Scarlatine. Angine pseudo-membraneuse précoce. Rhumatisme scarlatineux. Guérison.* — Examen bactériologique. — Les tubes de sérum ne contiennent pas de bacilles de Löffler. Les tubes d'agar contiennent des colonies de streptocoques assez rares, mais surtout une grande quantité de colonies de staphylococcus aureus.

Obs. XLI. — *Scarlatine maligne. Angine pseudo-membraneuse précoce. Mort.* — Examen bactériologique. — Pas de bacilles de Löffler, streptocoques et staphylocoques dorés en abondance.

Obs. LI. — *Scarlatine maligne. Angine pseudo-membraneuse précoce. Mort.* — Examen. — Aucun des tubes de sérum ensemencés ne contient de bacilles de Löffler, mais seulement des colonies de petits bacilles très courts et de cocci. Les tubes d'agar contiennent des streptocoques en quantité.

Il en est de même dans les angines diphtéroïdes de la période secondaire de la syphilis. Il s'agit là encore d'infection par microbes habitant la bouche à l'état normal, et qui trouvent un milieu de culture favorable, dans les lésions syphilitiques.

Observant un malade du service de M. le professeur Fournier, atteint d'angine diphtéroïde, à la période secondaire de la syphilis, M. Bourgés a ensemencé des fragments de fausse membrane (1). Il n'a point décelé de bacilles de Löffler ni de pneumocoques, mais des streptocoques pyogènes, en abondance, et de nombreuses colonies de microbes vulgaires.

ANGINE DIPHTÉRIQUE

L'angine diphtéritique qui, dans la plupart des cas, est le résultat d'une contagion directe, est le fait du bacille de Klebs et de Löffler.

Mais ce bacille ne donne point fatalement la dipthérie à l'homme. Sur certains sujets il reste inoffensif, il s'atténue et il peut vivre longtemps dans la bouche de sujets sains, ayant perdu sa virulence et sans causer aucun dommage. Ce micro-organisme non virulent, n'a point été regardé tout d'abord comme identique au bacille diphtérique, on l'a appelé bacille pseudo-diphtérique. Il avait été rencontré dans la salive d'un enfant bien portant, par Löffler, lors de ses premières recherches sur le microbe de la diphtérie. Dans son deuxième mémoire, Löffler décrit, dans les produits pseudo-membraneux, un bacille ayant beaucoup d'analogie avec le bacille spécifique, mais s'en différenciant par quelques détails de culture et principalement par l'absence de toute virulence pour les animaux.

On rencontre, en effet, souvent, dans les cultures, des colonies de bacilles très virulents, et à côté, une ou plusieurs colonies dont l'inoculation reste sans action sur les animaux.

Si on fait un ensemencement sur sérum, du mucus recueilli dans la gorge de malades ayant une angine non diphtérique, au cours de la

(1) Bourges. *Gazette hebdomadaire*, 9 avril 1892.
La diphtérie, 1892.

rougeole en particulier, on trouve parfois dans les tubes quelques rares colonies de bacilles présentant tous les caractères du bacille diphtérique mais sans la virulence. Chez l'homme sain on peut le retrouver également par le même procédé.

D'après MM. Roux et Yersin, sur 45 enfants examinés, enfants n'ayant aucune affection de la gorge, dans 15 cas on a trouvé ce bacille pseudo-diphtérique. Pour qu'on ne put accuser le milieu hospitalier d'être la cause de cette fréquence, ils examinèrent ensuite 59 enfants d'un village placé au bord de la mer et où la diphtérie n'avait point paru depuis longtemps. Chez 26 enfants le microbe existait dans le mucus buccal.

Mais ce bacille est beaucoup moins abondant dans le mucus normal que dans les cas de diphtérie. Il faut multiplier les ensemencements pour obtenir une culture, alors que ces colonies poussent nombreuses, après un seul ensemencement, si la diphtérie est développée.

On a prétendu que ce bacille pseudo-diphtérique était plus court et cultivait plus vigoureusement, et à une température plus basse, que le microbe virulent, mais MM. Roux et Yersin, ne partagent pas cette opinion ; pour eux, il n'y a point de différence essentielle entre les deux micro-organismes, ils disent avoir rencontré des bacilles non virulents qui, dans les premiers jours, cultivent aussi faiblement que le bacille virulent. D'ailleurs l'abondance d'une culture ne suffit pas à caractériser un micro-organisme.

Quant à la perte de virulence, il n'y a rien là qui doive surprendre, M. Roux a constaté l'atténuation de cultures virulentes placées dans un courant d'air et à une température de 40°, les bacilles devenaient inoffensifs, alors qu'avant l'atténuation, elles tuaient à coup sûr.

Un fait non moins important c'est que ces microbes atténués prennent dans les cultures les caractères du bacille pseudo-diphtérique. Ils cultivent plus vigoureusement que le bacille pathogène et à une température basse. L'identité des deux microbes n'est donc pas douteuse. Hoffmann regarde ce bacille comme un hôte régulier de la bouche, Escherich l'a rencontré deux fois sur 22 cas, et il admet que ce bacille peut avoir tous les degrés de virulence depuis la virulence la plus élevée, jusqu'à la virulence nulle.

Dans des conditions particulières, à la suite d'une fièvre éruptive, par exemple, le bacille pseudo-diphtérique peut prendre de la virulence, redevenir pathogène et ne différer en rien du virus diphtérique primitif.

Nous savons que le bacille virulent peut être affaibli, au point de ne pouvoir être différencié du bacille pseudo-diphtérique, il n'est pas non plus impossible que, comme cela a eu lieu pour la plupart des germes des maladies infectieuses, ce bacille ne puisse reprendre sa virulence.

Le bacille de Klebs-Löffler ne se développe point en effet dans tous les organismes, on sait que de nombreux et célèbres exemples ont montré l'immunité de certaines constitutions.

Dans quelles conditions l'organisme donne-t il au microbe la faculté de reprendre sa virulence? Les athrepsiques, d'après Parrot, les scrofuleux également seraient le terrain le plus favorable à la diphtérie.

Les lésions locales du pharynx, et la débilitation de l'organisme par la rougeole, la scarlatine, la coqueluche agissent de même. Dans la convalescence de ces fièvres, à côté d'angines à streptocoques, on rencontre des angines diphtériques vraies à bacilles de Löffler.

Chez l'adulte le rôle de la déchéance organique est bien démontré, le surmenage physique et intellectuel peut être la cause déterminante de l'infection diphtérique dans bien des cas.

Le médecin qui prend la diphtérie en soignant un malade est frappé presque toujours à la période où la clientèle ne lui permet point un repos suffisant.

Les élèves des hôpitaux d'enfants sont atteints surtout au moment où l'approche des examens les soumet à des fatigues exagérées, ou à la suite d'excès provoquant la dépression nerveuse et la défaillance de l'organisme.

Enfin le diabète serait, sinon une cause prédisposante, du moins une condition aggravant beaucoup la diphtérie, M. Ruault a vu 5 cas de diphtérie chez des diabétiques âgés se terminer rapidement par la mort.

PAROTIDITES

Les parotidites que l'on appellait autrefois métastatiques sont presque toujours le résultat d'infections secondaires, à point de départ buccal.

Avant les recherches bactériologiques, quelques médecins pensaient déjà, que les parotidites étaient dues à la propagation directe des inflammations de la bouche.

La propagation se faisait par le canal de Sténon, comme dans la blennorrhagie l'inflammation se propage à l'épididyme par le canal déférent. Ils étaient conduits à cette hypothèse par l'examen de l'état de la langue, des lèvres et des gencives chargées de fuliginosités. La bactériologie a tout expliqué.

On avait pensé un moment (Bouchard) que le micro-organisme pathogène devait être le même que celui de la maladie initiale (fièvre typhoïde, diphtérie), et était apporté par la circulation dans la glande. La pathogénie de ces inflammations est beaucoup plus simple.

Rindfleisch signale le premier ce fait que les canaux des glandes salivaires sont toujours pris, ce qui fait déjà supposer que la plupart des infections sont nées dans la cavité buccale et gagnent les glandes par la voie de leurs canaux excréteurs, sous l'influence de l'affaiblissement de l'organisme et de troubles vaso-moteurs de la parotide ; la sécrétion glandulaire se tarit, les micro-organismes de la cavité buccale envahissent le canal excréteur, puis la glande hyperhémiée. Il en résulte une sécrétion muco-purulente peu abondante, que l'on voit sourdre à l'orifice du canal de Sténon, puis l'infection devient plus profonde et la suppuration de toute la glande s'ensuit.

L'envahissement de la parotide par les agents infectieux réussit d'autant mieux que les tissus manquent de résistance, l'épithélium glandulaire a perdu son pouvoir de phagécytisme normal, et est incapable de lutter contre la multiplicité des agents infectieux de la cavité buccale. Les espèces bactériennes que l'on rencontre dans ces parotidites sont les mêmes que celles qui habitent normalement la bouche. Ce sont les staphylocoques, les streptocoques, et le pneumocoque.

D'intéressantes observations de parotidites à pneumocoques ont été publiées dans ces derniers temps. Ces infections sont presque toujours secondaires à des pneumonies. Entre autres, un cas de parotidite à pneumocoques, publié par M. Toupet, dans les *Archives de médecine*, en 1886 ; un autre dû à un médecin italien (1). Dans un autre

(1) Testi. *Riforma Medica*, 1889.

cas de Weill (1) les pneumocoques ont été rencontrés en abondance.

M. le professeur Duplay a fait une clinique très intéressante sur les inflammations de la parotide à pneumocoque (2) où il résume toute la question.

Ces parotidites ont en général un pronostic grave, aussi les anciens les appelaient critiques. Leur gravité s'explique bien par le fait même qu'elles se développent à la faveur d'une déchéance organique profonde, qu'elles frappent des tissus qui se trouvent dans les plus mauvaises conditions vitales.

L'inflammation des autres glandes salivaires ne reconnaît point d'autre cause, quand elle survient dans le cours de maladies générales graves.

La sous-maxillarite est une infection ascendante comme la pyélonéphrite par exemple. Hanau a examiné un cas de parotidite et un de sous-maxillarite double, survenus à la suite de maladies infectieuses, et dont le pus contenait de grandes quantités de cocci. Il a vu que le pus qui apparaît à l'orifice du canal excréteur contient d'abord peu de microbes mais que rapidement la teneur en germes augmente et que la suppuration de la glande en résulte.

(1) Weill. *Union médicale du Nord-Est*, 1891, p. 112.

(2) Duplay. *Gazette hebdomadaire*, 1891, nº 5.

Estomac

SUC GASTRIQUE ET MICROBES PATHOGÈNES

A l'état normal les microbes sont rares dans l'estomac. Ils ne trouvent guère dans le suc gastrique acide un milieu favorable à leur pullulation. La plupart des micro-organismes pathogènes succombent sous l'action d'un suc gastrique énergique.

On rencontre toutefois, dans l'estomac un certain nombre de bactéries non pathogènes, microbes normaux, pour ainsi dire, et qui ne sont pas sans jouer un rôle favorable dans la digestion. C'est ainsi qu'Abelous a pu décrire 16 espèces de micro-organismes très résistants, qu'il a rencontrés dans les produits de lavages de l'estomac. Ces espèces sont les suivantes :

1° La sarcina ventriculi ;
2° Bacillus pyocyaneus ;
3° Bacterium lactis aerogenes d'Escherisch ;
4° Bacillus subtilis ;
5° Bacillus mycoïdes ;
6° Bacillus amylobacter :
7° Vibrio rugula.

De plus 9 genres de microbes non décrits.

Etudiées au point de vue de leur résistance à un suc gastrique artificiel, équivalent au suc gastrique normal, c'est-à-dire contenant 1 gr. 70 d'acide chlorhydrique pour 1000, M. Abelous a trouvé que la résistance de ces espèces dépasse de beaucoup la durée moyenne de la digestion gastrique. Ces microbes possèdent du reste, des propriétés indéniables comme ferments. Il n'est pas douteux que ces micro-organismes, n'aient chacun un rôle spécial et ne puissent transformer le lait, l'albumine, la fibrine, le gluten, la lactose, le sucre de canne, etc. Mais outre ces microbes indifférents il peut parvenir dans l'estomac des microbes pathogènes.

L'acidité physiologique du suc gastrique suffit à les détruire ou du moins à les rendre inoffensifs ; et quand ils parviennent dans l'intestin, si l'estomac a son fonctionnement normal, les microbes ont perdu leur virulence.

C'est par ce pouvoir destructeur du suc gastrique pour les germes pathogènes qu'on a pu expliquer l'innocuité de l'introduction dans les voies digestives de virus qui, introduits sous la peau ou dans la circulation, produisent des maladies rapidement mortelles.

Spallanzani avait déjà noté ce pouvoir anti-fermentescible des liquides gastriques, et il les regardait comme doués de propriétés antiseptiques.

On a pu étudier expérimentalement l'action du suc gastrique d'homme, de chien et de mouton. Les premières expériences ont montré que les sucs gastriques puisés dans l'estomac sont plus ou moins riches en micro-organismes divers et en spores de moisissures au moment où on vient de les tirer de l'estomac. Mais si on abandonne quelques jours ce liquide et qu'on l'examine à nouveau, on constate que les microbes loin de pulluler, y ont diminué de nombre, et finissent même par disparaître si on place le liquide pendant quelques jours à l'étuve.

Ainsi, après huit jours, le suc gastrique de chien abandonné à lui-même et à tous les ensemencements accidentels d'un laboratoire, ne donne plus de culture.

D'après MM. Straus et Würtz les cultures sur gélatine avec du suc gastrique recueilli depuis :

1 jour donnent des colonies innombrables.
4 — — 475 —
8 — — 0 —

Les expériences très ingénieuses de M. le professeur Straus ont porté sur le bacille d'Eberth, le bacille du choléra, le bacille tuberculeux et la bactéridie charbonneuse.

Des bacilles du charbon sont tués très rapidement, ils ont complètement disparu après une demi-heure. Pour la fièvre typhoïde on a noté que le bacille pathogène meurt après un séjour de deux à trois heures dans le suc gastrique du chien, de l'homme ou du mouton. Il en est de même pour le microbe du choléra asiatique.

Les recherches sur le bacille de la tuberculose sont des plus intéressantes. M. Straus a inoculé à des cobayes une culture virulente sur laquelle il avait fait agir plus ou moins longtemps le suc gastrique, et il a constaté :

1° Que l'injection sous-cutanée d'une culture ayant subi l'action du suc gastrique durant 1 à 6 heures à la température de 38° détermine un abcès tuberculeux au point inoculé, et bientôt après une infection tuberculeuse généralisée.

2° L'injection faite après 8 à 12 heures d'action du suc gastrique ne provoque plus qu'un abcès local, sans généralisation ; tout se borne à une tuberculose locale curable.

3° Après 18 heures d'action du suc gastrique sur la culture, l'inoculation ne détermine plus aucune inflammation, même locale. Les bacilles sont tués ou au moins privés de virulence, et on ne constate plus le moindre malaise chez l'animal.

C'est à cette action bactéricide du suc gastrique qu'est due l'innocuité maintes fois constatée d'aliments bactérifères. On sait que l'usage de viandes d'animaux morts du charbon, ne donne presque jamais à l'homme cette maladie si virulente. Dans la Beauce où le charbon est épidémique sur les bestiaux, le personnel des fermes et les équarisseurs ne craignent pas de manger ces viandes (Bouley). Quelques cas rares de charbon, ont été, toutefois rapportés après l'ingestion de semblables viandes. Bollinger admet la possibilité de l'infection, mais la regarde comme exceptionnelle.

De même si l'alimentation avec des viandes d'animaux bacillaires a été souvent incriminée dans l'étiologie de la tuberculose, et serait une cause certaine de bacillose chez les débilités, on peut citer de nombreux cas où il n'en résulte aucun accident chez des gens bien portants. Il en est de même du lait.

Imbach (1) a pu nourrir des veaux sains et placés dans de bonnes conditions d'hygiène, avec du lait de vaches tuberculeuses. Il a sacrifié au bout de deux mois ces animaux et les a trouvés parfaitement sains.

Bollinger a publié 20 observations d'enfants qui ont été nourris pendant longtemps avec du lait de vaches mortes plus tard de tuberculose. Aucun de ces enfants n'est devenu tuberculeux. Enfin, M. Galleverdin (2), ainsi que ses enfants et un certain nombre de personnes, ont absorbé du lait de vache tuberculeuse pendant plus d'un

(1) IMBACH. *Brit. Med. Journal*, 1885, p. 475.

(2) GALLEVERDIN. *Lyon, médical* 1891, n° 10.

an. Il n'en est pas résulté le moindre accident. Le lait fut même pris par une jeune fille autrefois phtisique sans que l'infection se fît à nouveau.

Nous ne rapportons pas ces faits pour montrer que les produits alimentaires contenant des bacilles ne sont pas dangereux, et peuvent être admis dans la consommation, mais simplement pour montrer les facteurs de l'immunité habituelle.

Le suc gastrique normal de l'enfant a un pouvoir bactéricide analogue. Le lait qui s'écoule de la mamelle, n'est pas, le plus souvent, privé de germes. Il contient d'ordinaire les cocci de la suppuration, et principalement le staphylocoque blanc (Cohn et Neumann) (1). Ces cocci existent dans le lait en quantité variable. Ils sont probablement comme les autres bactéries des cavités naturelles, venus de l'extérieur, car ils sont plus abondants dans les parties périphériques des canaux excréteurs.

La présence de ces micro-organismes n'a rien de pathologique, ils ne paraissent point altérer le lait de femme d'une façon appréciable, et ne nuisent en rien au nourrisson, car ils sont détruits dans l'estomac. Si l'organisme est profondément affaibli et troublé dans ses actes physiologiques, si les sécrétions stomacales ont perdu leur composition normale, cette action bactéricide du suc gastrique disparaît, et les microbes pathogènes envahissent l'intestin.

C'est ainsi qu'on assiste souvent à l'invasion de maladies infectieuses chez les malades de l'estomac.

ÉTATS PATHOLOGIQUES DE L'ESTOMAC

Les examens du suc gastrique, à la suite d'indigestion, ont montré quelles étaient les modifications profondes qu'il subissait dans ces conditions. Ewald a recherché deux fois sur lui-même et sur une autre personne la quantité d'acide chlorhydriqne libre dans des substances vomies après une indigestion.

Dans les deux cas, il n'a pas trouvé d'acide libre.

De même dans l'embarras gastrique survenu, à la suite d'une cause quelconque, après refroidissement, suralimentation, la sécrétion gas-

(1) De la teneur en germes du lait de femme. *Virchow's Archiv.*, Bd XXVI, p. 391, 1891.

trique se suspend. L'absence de l'acide chlorhydrique permet les fermentations anormales, et les microbes pullulent en liberté. Ils élaborent des alcaloïdes toxiques, qui ne font que préparer un milieu de culture plus favorable encore aux bactéries, en altérant la paroi.

Dans les gastrites alcooliqnes également, les sécrétions gastriques se tarissent, les infections par voie digestive sont d'autant plus fréquentes, et nous verrons quelles conditions favorables elles peuvent créer au développement du bacille virgule, par exemple.

DILATATION DE L'ESTOMAC

C'est surtout dans la dilatation de l'estomac, dernier terme des maladies de la muqueuse stomacale, que la sécrétion gastrique est réduite à un état d'insuffisance chronique.

Cette absence ou tout au moins cette diminution de l'acide chlorhydrique, qui est le fait commun dans la dilatation de l'estomac peut avoir les conséquences les plus graves. Les germes morbides ne sont plus arrêtés au passage, ils traversent l'estomac sans perdre leur virulence, et vont infecter l'intestin. Il en est ainsi non seulement pour les microbes, mais pour les œufs de ténia (Bouchard).

La dilatation de l'estomac agit, d'une façon évidente, dans l'invasion de deux maladies infectieuses, la tuberculose pulmonaire, et la fièvre typhoïde. La typhisation s'explique par le passage des bacilles d'Eberth dans l'intestin, sans avoir rien perdu de leur virulence.

D'après M. Bouchard, la dilatation gastrique est constante dans la période prétuberculeuse, et si on ne constate pas plus souvent l'existence de cette gastro-dilatation, c'est qu'on ne la recherche pas.

Les statistiques de Bourdon, de Cazeneuve, de Marfan, permettent de se faire une idée de la fréquence des dyspepsies prémonitoires. Le premier les a notées 112 fois sur 153 phtisiques, le second 52 fois sur 68. Enfin chez 34 phtisiques du service du Dr Bucquoy, M. Marfan a observé 21 fois les troubles gastriques initiaux. Ces dernières recherches sont bien démonstratives.

Dans la plupart des cas de tuberculisation pulmonaire, M. Marfan a noté cette diminution dans la quantité d'acide chlorhydrique du suc gastrique. Nous-même, lorsque nous avions l'honneur d'être interne dans le service où il était chef de clinique, avons fait de nombreux examens de suc gastrique, par le procédé de Günzbourg, et nous avons constamment trouvé l'hypochlorhydrie, et mieux l'hypopepsie chez les malades débilités, à la période prémonitoire de la bacillose.

Les expérimentateurs qui ont cherché à reproduire la fièvre typhoïde chez l'animal ont vérifié aussi le rôle protecteur de l'estomac normal. Alors que l'ingestion de cultures de bacilles d'Eberth ne produit aucun phénomène morbide chez l'animal dont les fonctions digestives sont intactes, l'injection directe de cultures virulentes dans l'estomac de cobayes, auxquels on a fait absorber à l'avance une solution de carbonate de soude et une faible dose d'opium permet de faire naître la maladie. C'est ainsi que Seitz (1) a déterminé chez les cobayes des phénomènes typhoïdes, avec hypertrophie de la rate, et des ganglions mésentériques. Les plaques de Peyer étaient également altérées et présentaient la tuméfaction caractéristique. La solution de carbonate de soude que l'on fait ingérer à l'animal a pour but de neutraliser l'acidité du suc gastrique, et par là de supprimer son action bactéricide. La petite dose d'opium, arrête les contractions de l'intestin, empêche le trop rapide passage des micro-organismes dans le tube digestif et leur permet de s'y fixer.

Bien que l'homme soit, d'une façon incontestable, bien plus prédisposé à la fièvre typhoïde que les animaux mis en expérience, il n'est pas douteux que le suc gastrique humain ne suffise, dans la majorité des cas, à tuer ou tout au moins à atténuer le bacille d'Eberth. C'est lorsque les fonctions digestives sont profondément troublées que l'infection typhoïde envahit l'intestin. On a maintes fois l'occasion d'observer de ces faits en pratique. La fréquence de la fièvre typhoïde chez les malades atteints de gastrite chronique ou chez les alcooliques est bien connue.

On retrouve souvent aussi dans l'histoire des malades, une indigestion, un embarras gastrique, quelques jours avant le début de la dothiénentérie.

L'action indéniable du surmenage comme cause de réceptivité pour la fièvre typhoïde, outre la déchéance générale de l'organisme, trouble profondément les fonctions gastriques, et la sécrétion physiologique du liquide bactéricide.

Les èxpérimentateurs sont arrivés à ce point de vue, au même

(1) *Bacteriologische studien zür Typhusætiologie.* Munich, 1886.

résultat, pour le choléra, que pour la fièvre typhoïde; on peut faire absorber à des cobayes des doses moyennes de déjections cholériques et mêmes des cultures pures de bacilles virgules, sans déterminer aucun symptôme cholérique. Il n'en est plus de même quand on porte directement les cultures dans l'intestin, et que les acides de l'estomac ne peuvent plus agir sur elles.

Koch l'a bien démontré dans ses expériences. Il n'a obtenu de résultat positif par l'ingestion de cultures cholériques qu'en ayant soin de neutraliser préalablement par une solution de carbonate de soude, l'acidité du suc gastrique. Il immobilisait de plus l'intestin par une petite injection d'opium dans le péritoine. L'alcool qui diminue la sécrétion du suc gastrique, amène sa coagulation, et de plus rend alcaline la sécrétion intestinale, agit dans le même sens.

C'est là un fait d'observation fréquente, que les excès alcooliques mettent les voies digestives en état de réceptivité pour le bacille virgule, et dans la dernière épidémie cholérique du Havre, on a noté cette extrême fréquence du choléra chez les alcooliques et sa gravité exceptionnelle. M. Gibert a traduit ce fait par la formule suivante, sur 10 cholériques alcooliques, il en meurt 9, tandis que sur 10 personnes sobres et saines on en sauve 8 ou 9.

On a également noté très fréquemment à l'autopsie de cholériques, les lésions de gastrite ancienne, et d'altération plus ou moins profonde de la muqueuse, qui sont bien l'élément étiologique principal du choléra.

Nous trouvons cette constatation vérifiée aussi par M. Brouardel dans sa réponse à M. Peter à l'Académie de médecine (1). « Je suis d'accord avec M. Peter, dit M. Brouardel, lorsqu'il dit qu'on peut absorber le germe cholérique sans en être incommodé, mais que si ce même germe tombe chez des individus débilités par la misère ou les excès, il produit la maladie et la mort,

Il faut donc admettre que l'état de l'organisme a la plus grande importance dans l'étiologie de la maladie. Lorsque la barrière bactéricide de l'estomac est franchie, et que les microbes arrivent virulents dans l'intestin, ces bactéries vont trouver dans le milieu intestinal,

(1) 20 sepembre 1892.

les conditions les plus favorables à leur développement. Il est à craindre, que la déchéance organique qui a modifié la sécrétion du suc gastrique, n'ait altéré également le fonctionnement de la muqueuse intestinale, et que la bactérie ne la trouve affaiblie, en état de réceptivité.

Une expérience des plus intéressantes vient d'être faite à ce point de vue par V. Pettenkoffer. Il a pu absorber une culture pure de bacilles virgules, sans en éprouver aucun accident. Il conclut de son expérience que le bacille seul ne suffit point à créer le choléra, qu'il faut de plus un organisme présentant des conditions de réceptivité particulières et une constitution médicale spéciale (1).

(1) *Annales d'hygiène*, janvier 1893.

Intestin.

MICROBISME LATENT DE L'INTESTIN.

Les conditions chimiques et physiques que les bactéries rencontrent dans l'intestin, réalisent précisément celles que l'expérience a montrées être le plus favorable à la culture des micro-organismes (température constante de 38°, humidité, et stagnation relative). Dans ce milieu, l'arrivée continue de matières alimentaires fermentescibles, fait du tube digestif le paradis des microbes (Legendre).

On trouve dans l'intestin un grand nombre d'espèces bactériennes, utiles, indifférentes ou nuisibles. Les espèces habituellement indifférentes, si elles prennent un trop grand développement, par exemple si les fonctions languissantes de la muqueuse gastrique, permettent des fermentations exagérées, peuvent devenir pathogènes, provoquer l'entérite.

M. Vignal (1) a montré dans les matières de l'intestin, une quantité considérable, plus de 20 millions, par décigramme, de micro-organismes. Les plus intéressants sont :

Le bacterium coli commune,
Le bacillus mesentericus fuscus,
Le streptococcus pyogene,

des cocci, deux bacilles, six des micro-organismes non pathogènes de la bouche, et une quantités de levûres. Il attribue à ces dernières une grande importance dans le travail de la digestion, et elles devraient être regardées comme très utiles.

Gessner (2) est arrivé à peu près au même résultat, il décrit les streptocoques, les staphylocoques jaune, orangé et blanc, le bacterium coli commune, le bacterium tholoïcdium comme les hôtes habituels de l'intestin.

(1) *Académie des sciences*, 8 août 1887.
(2) *Archiv. f. Hygiene*, t. IX, n° 2

La muqueuse intestinale normale, est douée d'uue résistance suffisante pour s'opposer à la pénétration des germes, aussi les infections intestinales sont-elles relativement rares. L'expérimentation a vérifié cette résistance. Korkunoff (1) a fait absorber à des souris blanches, des cobayes, et à des lapins des cultures de bacilles d'Emmerich, du charbon et du choléra des poules. Ces cultures étaient mêlées à du biscuit et introduites directement par la sonde stomacale après alcalinisation du suc gastrique.

Un certain nombre des animaux étaient tués à intervalles réguliers, et l'intestin examiné sur des coupes en séries. L'inoculation du bacille d'Emmerich n'amena la mort d'aucun animal. Pour le charbon les résultats furent variables, mais jamais l'examen histologiqne ne permit de constater le passage à travers les parois de l'intestin des bacilles qui s'étaient développés dans le contenu intestinal.

L'infection à travers les parois intestinales est donc impossible, quand elles ne présentent aucune lésion.

D'où viennent ces bactéries et comment arrivent-elles dans l'intestin ? On sait que le méconium des animaux qui viennent de naître ne renferme jamais de microbes, et chez les enfants qu'on laisse jeûner deux heures après la naissance, les microbes peuvent encore être absents de l'intestin. M. Popoff en prenant toutes les précautions contre les causes d'erreur, a vérifié ces résultats sur des veaux, des chiens et des chats. Les bactéries apparaissent, peu de temps après la naissance chez les nouveau-nés qu'on laisse teter, d'autant plus vite et plus abondantes que l'alimentution est donnée plus tôt. Cet expérimentateur s'est assuré de plus que la pénétration des micro-organismes dans le tube digestif se fait de haut en bas, par l'œsophage, et non par l'orifice anal comme le pensait Escherich (2).

Ces microbes restent à l'état de commensaux, de parasites inoffensifs tant que la vitalité de l'intestin est normale, et que les fonctions vaso-motrices de la muqueuse ne sont troublées en rien.

Hueppe (3) un des premiers attribua aux microbes un rôle pathogène dans la production des entérites. Examinant les selles d'un enfant atteint d'entérite aiguë, il y trouva un bacille tout à fait analogue au

(1) *Archiv. f. Hygiene*, X, p. 485.
(2) *Vratch*, 1891, nos 39, 40, 41.
(3) HUEPPE. *Berlin. Klin. Woch.*, 1887, n° 32.

bacille typhique, au bacille napolitain d'Emmerich et au bacterium coli commune d'Escherich. Le petit malade de l'observation étant en sueur, avait absorbé une grande quantité de bière froide. Subitement au milieu de la nuit il fut pris de courbature, de diarrhée profuse, et de selles riziformes. Deux jours après il était guéri. Hueppe suppose que l'absorption d'un liquide froid avait déterminé une transsudation intestinale exagérée et altéré la constitution chimique normale du milieu intestinal. Les bactéries, peu nombreuses et inoffensives à l'état normal, avaient subitement trouvé des conditions favorables à leur développement et étaient devenues pathogènes.

CHOLÉRA INFANTILE

On a proclamé dans ces derniers temps que l'agent microbien cause du choléra infantile et du choléra nostras, n'était autre que le bacterium coli devenu virulent. Mais comment ce microbe acquiert-il sa virulence? MM. Macaigne et Lesage ont constaté que le bacterium coli normal, issu des selles d'un enfant bien portant et nourri au sein n'est point pathogène pour les animaux, en un mot n'a aucune virulence. Mais que ce bacterium coli prend une virulence plus ou moins active, plus ou moins durable, à la faveur de la diarrhée.

La présence exclusive du microbe dans les selles et sa virulence extrême dans ces cas suffit-elle pour faire attribuer au bacterium coli la cause des diarrhées infectieuses ? C'est en effet dans la question de virulence que se trouverait l'explication du développement du choléra nostras et non dans la présence du germe, lequel est banal. Puisque le fait seul de la diarrhée peut donner de la virulence au coli-bacille, on peut admettre qu'il existe dans le milieu intestinal, à un moment donné, des conditions chimiques et biologiques inappréciables à nos moyens de recherches actuels et capables de donner au bacille une virulence d'intensité variable, dont les manifestations sont en rapport avec l'état de la muqueuse intestinale (Macaigne).

En d'autres termes, c'est l'organisme qui par son trouble fonctionnel, crée la virulence de son parasite.

On ne peut admettre dans bien des cas que ce microbe vienne du dehors, car on voit la maladie se développer chez l'enfant débile malgré l'alimentation au lait stérilisé, et toutes les précautions possibles prises contre la contagion.

Meissner avait émis l'opinion que les enfants au sein étaient à l'abri du choléra infantile.

Quelques cas bien observés démentent cette opinion, les enfants au sein peuvent être atteints également par la maladie mais beaucoup plus rarement que les enfants au biberon. Le biberon peut être accusé dans la majorité des cas, d'où le nom de « feeding bottles disease » des médecins américains. Edward Ballard (de Leicester) note que sur 341 enfants atteints 2 0/0 étaient des enfants au sein.

M. Ollivier dans son rapport note que sur 76 cas il y eut 6 enfants élevés au sein et 50 au biberon. Le lait consommé par l'enfant peut être de bonne qualité, s'il vient de la mère ou de la nourrice, mais par suite d'une diminution des sécrétions de l'appareil digestif, le lait subit des fermentations anormales, donne une acidité exagérée au contenu intestinal, qui devient très favorable au développement du choléra infantile.

A propos d'enfants nourris au sein, M. Hutinel fait remarquer que souvent l'alimentation maternelle est complétée par une alimentation artificielle plus ou moins indigeste, soupes, lait bouilli, allaitement mixte quelquefois trop abondant qui prédispose à la dyspepsie, qui prépare le terrain à l'entérite et qui suffit à expliquer la maladie, sans qu'il y ait nul besoin de faire intervenir un agent pathogène spécifique.

Il n'y a donc point de raison d'admettre une origine parasitaire extérieure pour expliquer le développement du choléra infantile. On peut dire que, dans la grande majorité des cas, l'entérite des enfants est à l'origine un simple trouble de la fonction, et que ce n'est que peu à peu, sous l'influence de troubles sécrétoires persistants que la lésion anatomique est constituée.

La déviation de l'acte digestif est donc le fait élémentaire, primitif, primordial, qu'il soit déterminé, par l'adultération des ingesta, par l'influence des circumfusa, ou par une action nerveuse propre.

Il faut réagir contre cette tendance, à trop accorder à l'action directe des micro-organismes, disent Emmett-Holt et Crandoll (1),

(1) *Annual of medical Science*, 1891.

en laissant de côté nombre de conditions qui jouent un rôle important dans la production de la maladie.

Les microbes pullulent et deviennent pathogènes seulement sous l'influence de conditions favorables. La plus favorable est la présence dans l'estomac et l'intestin, de masses alimentaires, mal digérées et en voie de décomposition. Une nourriture indigeste et la suralimentation, d'un côté, tout ce qui diminue le pouvoir digestif, de l'autre, sont les conditions prédisposantes à l'affection.

L'auteur américain termine en remarquant, que certains travaux, récents accusent trop cette tendance à ne voir que le microbe, et à croire que la découverte de ce micro-organisme détruit toutes nos connaissances antérieures sur la pathogénie du choléra infantile.

Arnstein ne croit pas non plus, qu'on puisse admettre de bactéries spécifiques, les microbes n'entreraient en jeu que pour faire fermenter et acidifier le lait. La cause immédiate de l'entérite ne serait donc autre que l'action sur les voies digestives de l'enfant d'une alimentation irritante, d'un lait rempli de toxines parfois (1).

Si l'enfant absorbe ces substances nuisibles en petite quantité, il présentera de la dyspepsie simple (vomissements et diarrhée). Si la quantité de lait altéré est grande, l'intoxication sera plus marquée, aiguë même, et le choléra infantile éclatera.

CHOLÉRA NOSTRAS (2)

Il n'est pas d'autre pathogénie à invoquer pour le choléra nostras. On voit la maladie survenir surtout chez les gens débilités, ou affaiblis par l'âge, les excès. L'absorption d'une boisson glacée, d'une grande quantité d'eau, de fruits suffit à troubler le fonctionnement physiologique de l'intestin. Il y a d'abord hypersécrétion simple, puis lésion anatomique, et si l'organisme a été affaibli par de mauvaises conditions hygiéniques, l'inflammation peut devenir plus profonde. Les bactéries de l'intestin trouveront alors un milieu et des conditions de développement telles que rien ne peut s'opposer à la sécrétion de leurs toxines, et que dans la lutte c'est l'organisme qui succombera. Là encore, les microbes parasites de l'intestin et le bacterium coli com-

(1) *Centralblatt f. Bakteriologie*, 1892, n° 26.

(2) Lesage. *Choléra infantile*. Thèse. Paris, 1889.

mune ont trouvé dans les conditions particulières de l'économie une virulence exceptionnelle.

Finkler et Prior ont soutenu que les microbes rencontrés dans l'intestin et les matières fécales de malades atteints de choléra nostras ne différaient point du bacille virgule du choléra asiatique. Cette opinion n'a pu être vérifiée et les microbes décrits par ces auteurs n'ont point la spécificité qu'ils leur attribuaient pour le choléra nostras.

DYSENTERIE

Comme pour le choléra nostras l'agent pathogène de la dysenterie n'est point spécifique. Pour les uns ce serait l'anguillule de Normand; pour d'autres l'amœba coli ; pour d'autres enfin le bacille de Chantemesse et Widal.

Laveran a démontré la présence de l'amœba coli chez des sujets n'ayant jamais eu la dysenterie. D'autre part, en 1888, Bertrand a montré que dans l'intestin atteint de dysenterie grave (véritable furonculose de l'intestin), on trouve le staphylococcus aureus et albus. L'année suivante, il a retrouvé le même micro-organisme dans un cas de dysenterie, et a rencontré le même microbe dans le pus d'un abcès du foie. Il n'est pas douteux que dans ces deux cas, le staphylocoque ne jouait que le rôle d'une infection secondaire.

Quoi qu'il en soit, on discute encore la nature de la maladie M. Rochard a déclaré à l'Académie de médecine « qu'il ne considérerait jamais comme contagieuse une maladie qui pour se produire chez un individu, ne demandait autre chose, qu'une nuit passée à la belle étoile, sous d'insuffisantes couvertures ».

Le rôle de l'affaiblissement de l'organisme dans le développement de la maladie est considérable. Toutes les influences extrinsèques de fatigues, misère, mauvaise hygiène, ont une influence indiscutable. On a pu dire que les désastres que cause la dysenterie sont en raison directe de l'affaiblissement des hommes, et inversement que les conditions de bien-être revenant, font à leur tour diminuer la dysenterie. Aussi la maladie frappe facilement les individus cachectisés par une affection antérieure. C'est ce qui explique la gravité spéciale que présente la dysenterie chez les malades atteints d'anémie palustre.

L'armée anglaise, devant Sébastopol, se trouvait dans les conditions d'hygiène les plus mauvaises : de là résulta, chez un grand nombre d'hommes, un état d'affaiblissement intellectuel et physique des plus accentués. « Ces soldats restaient des heures accroupis, sans faire un mouvement, ils paraissaient n'avoir plus conscience d'eux-mêmes. » Les médecins anglais retrouvaient dans ces symptômes l'analogie de la maladie observée en Irlande, pendant la famine, état d'abattement profond et d'affaiblissement qu'ils nommèrent maladie des tranchées. Chez ces hommes affaiblis par la misère, toutes les maladies pouvaient naître, mais c'est à la diarrhée et à la dysenterie surtout qu'ils paieront un tribut considérable (1).

La bactérie, rencontrée par MM. Chantemesse et Widal à l'autopsie d'un soldat mort en pleine poussée aiguë de dysenterie du Tonkin n'est probablement pas différente du bacterium coli commune.

MM. Marfan et Lion ont présenté à la Société de biologie, en 1891, deux observations d'entérite dysentériforme apyrétique, où le bactérium coli commune pouvait seul être incriminé.

Maggiore a fait l'examen microscopique des selles de 20 dysentériques, et 11 fois l'examen bactériologique. Une seule fois, il a rencontré quelques amibes. Il constata, dans tous les cas, le bactérium coli commune en grande abondance, parfois en culture pure, et un grand nombre d'autres micro-organismes.

Les inoculations ont prouvé que le bacterium coli était très virulent pour les cobayes. Maggiore admet que dans ces cas « la maladie a été causée par le bacterium coli devenu virulent et manifestant sa virulence chez l'homme, comme il la manifeste chez les cobayes et le lapin ».

D'où provient cette virulence? Il faut, cela est bien démontré, faire une part considérable aux modifications du milieu intérieur. Il existe une réceptivité particulière résultant des mauvaises conditions d'hygiène, d'alimentation, de climat, etc., qui amène des troubles fonctionnels de l'intestin. La muqueuse du gros intestin est congestionnée, perd l'intégrité de ses fonctions, et de sa vitalité, le bacterium coli trouve dans ces conditions une porte ouverte à l'infection, pénètre plus ou moins profondément dans la muqueuse, et l'ulcération résulte de l'invasion microbienne. La bactérie peut dès lors se rencontrer

(1) Quesnoy cité par Kelsch et Kiener.

dans la paroi du gros intestin, dans les ganglions mésentériques et dans la rate (Chantemesse et Widal). Elle a acquis une virulence exceptionnelle, elle est devenue pathogène et si elle tombe ensuite chez un individu débilité, en état de réceptivité, rien ne s'oppose à ce qu'elle transmette la maladie, devenue contagieuse. La dysenterie peut devenir, de cette façon, épidémique.

ENTÉRITE TUBERCULEUSE

Les entérites à microbes spécifiques, l'entérite tuberculeuse, par exemple, exigent encore un état spécial de l'organisme et de l'intestin pour que l'infection ait lieu. Il ne suffit pas, pour que l'entérite soit constituée, que le microbe parvienne dans l'intestin. Pour que le bacille tuberculeux envahisse la muqueuse, diverses conditions sont indispensables. Il faut que les bacilles passent assez lentement dans le tube digestif; il faut, de plus, qu'ils trouvent sur la muqueuse la raison de s'y fixer. Ces conditions pathologiques locales sont constituées, dans la majorité des cas, par l'inflammation chronique de l'intestin.

La muqueuse se boursoufle, le revêtement épithélial perd sa vitalité, tombe, des érosious se produisent, par place, qui sont autant de portes ouvertes à l'envahissement bacillaire. La congestion intense du système vasculaire de la muqueuse de l'intestin, des villosités, et même du tissu sous-péritonéal, est une condition très favorable à l'extension des lésions.

Nous avons vu déjà, quand nous avons étudié le rôle bactéricide du suc gastrique, quelle était la fréquence des troubles dyspeptiques chez les candidats à la tuberculose, faits qui expliquent, non seulement comment le bacille n'est plus détruit ni atténué par le suc gastrique, mais les aliments, insuffisamment digérés dans l'estomac, n'ayant été qu'incomplètement modifiés par les sucs digestifs, viennent irriter l'intestin, il y a lientérie.

Aussi les troubles fonctionnels de l'intestin sont-ils très fréquents à cette période. Les auteurs ont observé et bien décrit cette entérite prétuberculeuse (Leblond, Rilliet et Barthez) qui met l'intestin en état de réceptivité pour le bacille.

FIÈVRE TYPHOIDE.

Il n'est pas douteux qu'il existe pour beaucoup de sujets un état d'immunité spéciale, vis à vis de la dothiénentérie. Sur un grand nombre de sujets exposés à l'infection typhoïde, il n'en est qu'un petit nombre en état de prédisposition, qui prennent la maladie.

Parmi les conditions de l'organisme, qui préparent le mieux le terrain à l'invasion du bacille d'Eberth, il n'en est pas de plus favorable que l'état d'un organisme surmené. A part le trouble des fonctions gastriques, qui permettent au micro-organisme de passer dans l'intestin avec toute sa virulence, le microbe trouve, dans les auto-intoxications du sujet soumis au surmenage, un milieu de culture tout préparé.

Mais il est des cas où on ne retrouve point l'origine d'une infection extérieure, où la contagion paraît impossible et où l'organisme semble créer à lui seul la maladie. C'est ce qu'on appelait autrefois les fièvres typhoïdes spontanées.

Il n'est pas impossible en effet que le bacterium coli commune sous l'influence d'états pathologiques particuliers de l'organisme acquière une virulence nouvelle et devienne typhogène.

Cette pathogénie rendrait raison de l'origine de certaines épidémies dont l'apparition ne paraît se rattacher à aucun cas de fièvre typhoïde antérieure, par exemple, l'éclosion de la maladie dans un village ou dans une île, en pleine mer, à peine habitée, sans qu'on puisser etrouver l'apport du contage.

M. le professeur Kelsch (1) a bien montré le rôle que l'organisme même, par la déchéance que lui impriment le surmenage, l'encombrement, la mauvaise alimentation, exerce sur la genèse de la fièvre typhoïde. Il rapporte à ce point de vue des observations fort probantes, de dothiénentéries observées en Algérie, en dehors de toute contagion.

Des troupes partent de Marseille pour la Kroumirie, dans un état sanitaire excellent, et l'on voit naître au milieu d'elles, les premiers cas de fièvre typhoïde, 40 jours après leur débarquement : « en pleine

(1) De la fièvre typhoïde dans les milieux militaires. *Revue d'hygiène*, 1890.

forêt, dans un pays à demi-sauvage, sur un sol vierge, où les campements étaient renouvelés tous les jours ». Quelle autre explication à donner que la suivante : la chaleur et le surmenage avaient affaibli l'organisme de ces soldats, les conditions hygiéniques déplorables mettaient l'économie dans des conditions particulières de réceptivité, et donnaient une virulence exceptionnelle à des microbes jusque-là inoffensifs.

De même, dans le Sud Oranais, la colonne Innocenti n'est atteinte de fièvre typhoïde que deux mois après le début des hostilités. L'état sanitaire ayant été satisfaisant jusque-là la maladie apparaît en plein désert, sur un sol vierge de toute contamination humaine.

De pareilles observations, dit Kelsch, écartent toute idée de contagion ou d'infection tellurique initiale, elles dénoncent l'homme lui-même comme le substratum du germe.

Emporté de la garnison, celui-ci reste silencieux, comme s'il était semé sur un terrain inanimé, jusqu'à ce que le milieu humain soit suffisamment modifié, pour se prêter à son retour à l'activité ou à la reprise de son pouvoir pathogène.

Arnould, dit également : « les faits observés portent à croire que l'homme lui-même peut véhiculer dans ses voies digestives, ou respiratoires, l'agent typhogène à l'état latent, sans développement immédiat, mais conservant l'aptitude à se multiplier et à devenir envahissant assez longtemps après, sous l'influence de conditions déprimantes ». La contamination par l'eau de boisson ne ressort donc pas comme cause unique, exclusive, de transmission du contage typhoïde.

La dothiénentérie frappe surtout les troupes soumises à des manœuvres supplémentaires, à des marches forcées, elle atteint les jeunes soldats qui ne sont point habitués à la fatigue.

« Une caserne est ancienne, dit Lagrange, ses murs et ses plafonds recèlent sans doute des microbes, car une épidémie se déclare, on blanchit les murs, on désinfecte, l'épidémie augmente et fait rage. On change de colonel, et la maladie disparaît comme par enchantement. »

On peut donc dire que, sans le milieu favorable de l'organisme, il n'y a point d'épidémie. Cette théorie, qui est celle de beaucoup de médecins d'armée, concorde tout à fait avec ce qu'on connaît aujourd'hui de l'existence dmic nrobisme lateunt, qui peut expliquer la transformation de germes jusque-là inoffensifs, en germes pathogènes. Logiquement cette théorie n'a contre elle aucune impossibilité. « Le microbisme latent de la pneumonie est bien connu, dit M. Chantemesse, et personne ne disconvient que certains cas d'infection typhique ne se seraient peut-être pas développés s'il n'était survenu des conditions adjuvantes, écarts de régime, surmenage, etc. »

Les expériences de MM. Roux et Rodet, semblent confirmer de tout point cette étiologie. Il est impossible, dans bien des cas, de distinguer morphologiquement le bacterium du côlon, du bacille d'Eberth. La virulence, élément très variable dans une même espèce bactérienne, n'appartient pas plus spécifiquement à l'un qu'à l'autre, le bacterium coli plus ou moins virulent, pénétrant dans l'organisme, suivant la résistance de ce dernier, subirait des modifications dans sa vitalité, sa virulence. Tous les cas relevant d'une épidémie seraient le fait du bacterium coli doué d'une virulence spéciale, bacterium coli en entrant dans l'individu, bacille typhique en sortant ; et s'il est démontré que le bacille d'Eberth n'est qu'une modification du bacterium coli commune, on ne pourra plus croire que la cause unique de la fièvre typhoïde soit la contagion par l'eau ; il faut admettre qu'il y a des cas, où le bacterium coli gagne sa virulence dans l'organisme lui-même, sous l'influence des modifications du milieu intérieur. MM. Roux et Rodet (1) font remarquer que, puisqu'on admet que l'angine diphtérique peut être provoquée par un microbe fréquemment présent dans la bouche, en considérant le bacille diphtérique de Klebs et le pseudo-diphtérique de Löffler comme non spécifiquement distincts, on peut bien admettre, sous peine de contradiction et d'injustice, qu'il est tout aussi légitime, de soupçonner l'identité spécifique du bacillus coli et du bacille d'Eberth.

Cette théorie ne présente du reste aucun danger à mettre en pratique. Au contraire, « le bactériologue parisien, disent les expérimentateurs lyonnais, condamne une eau lorsqu'elle renferme le bacille d'Eberth, nous la proscrivons, nous, lorsqu'elle contient le bacillus coli, et nous avons la conviction de préserver ainsi plus d'existences qu'il ne le fait en s'en tenant à son opinion stricte ».

(1) *Gazette des hôpitaux*, 28 octobre 1891.

Voies biliaires.

La bile contenue dans la vésicule saine, ne renferme pas de germes à l'état normal. Les voies biliaires sont également aseptiques sauf au niveau de la dernière portion du canal cholédoque; ou Duclaux et Netter ont constaté la présence normale du bacterium coli commune et du staphylocoque doré. La bile, lorsque les canaux biliaires ne sont point altérés, jouit d'un certain pouvoir antiseptique, MM. Roger et Charrin (1) considèrent comme particulièrement antiseptiques les sels biliaires, surtout le taurocholate de soude. Kossel a constaté de même que l'acide cholalique mélangé à des propeptones en ralentissait la putréfaction. La suppression du flux biliaire donne lieu en effet, à des processus putrides et septiques dans l'intestin.

On sait que chez les ictériques, et chez les animaux porteurs d'une fistule biliaire, les fèces sont souvent d'une fétidité excessive.

Les expériences de Lindberger ont montré que l'action antiseptique de la bile était nulle quand le milieu est neutre ou alcalin, et quelle devient au contraire très active quand le milieu est légèrement acide.

Le pouvoir antiseptique biliaire peut donc avoir son importance dans les parties du tube digestif qui contiennent un suc acide; mais n'a que peu d'action dans les voies biliaires où la bile est alcaline ou neutre.

Le pouvoir antiseptique de la bile est toutefois assez faible pour les microbes pyogènes, puisque certains microbes, tels que le staphylocoque doré, et le bacterium coli, vivent facilement dans la bile pure.

Le coli-bacille peut envahir le milieu biliaire sans provoquer immédiatement ni nécessairement la cholécystite ou l'angiocholite. On peut soutenir toutefois qu'il est souvent, dans ces cas, l'origine des calculs biliaires.

Dans une vésicule biliaire enlevée du vivant d'un malade lithiasique, MM. Gilbert et Girode ont obtenu des cultures pures de coli-bacille, bien que la bile eut conservé son aspect normal.

Mais l'état d'asepsie des voies biliaires se perd dès que les fonctions hépatiques sont troublées.

(1) *Société de biologie*, 7 août 1886.

Sous l'influence d'une altération quelconque de l'organisme, l'envahissement bactérien devient facile.

Le milieu intestinal, si riche en bactéries où viennent s'aboucher les canaux biliaires, est une cause d'infection toujours menaçante. Les voies biliaires ne sont infectées le plus souvent, que parce qu'elles sont déjà malades, et que le parenchyme hépatique est le siège d'une altération fonctionnelle plus ou moins profonde.

L'état spécial de l'organisme qui est affaibli par diverses causes extérieures et ne peut plus se défendre contre l'invasion microbienne, crée ce qu'on peut appeler l'opportunité microbienne.

Le type de ces infections ascendantes, d'origine intestinale, est l'angiocholite, infectieuse, ascendante, suppurative.

Quelles sont les conditions de l'organisme qui mettent les voies biliaires en état de réceptivité?

Dans l'excellente thèse du Dr Letienne, nous trouvons signalés des états pathologiques généraux, ou des altérations locales de l'organe, qui ont évidemment été la cause immédiate de l'infection.

Il nous suffira de rapporter les observations les plus démonstratives.

Obs. I. — Autopsie de cardiaque atteint de rétrécissement mitral avec asystolie hépatique. Foie cardiaque. Bile contenant le staphylococcus albus.

Obs. II. — Cirrhose atrophique. Phlegmon du pied, ictère devenu grave. Bile contenant du staphylococcus albus.

Obs. III. — Tuberculose pulmonaire, foie gras, non cirrheux. Bile contenant du staphylococcus albus.

Obs. IV. — Albuminurie. Œdème aigu du poumon. Dilatation des veines sus-hépathiques, foie légèrement gras. Bile contenant du staphylococcus albus.

Obs. VI. — Fièvre typhoïde. Pneumonie lobaire consécutive. Nodules infectieux dans le foie. Bile contenant le bacille typhique.

Obs. VII. — Cachexie morphinique. Bile contenant un bacille indéterminé.

Obs. VIII. — Tuberculose pulmonaire, pas de tuberculose hépatique. Nodules infectieux. Bile contenant du bacillus coli communis et du staphylococcus albus.

Obs. IX. — Pneumonie double, congestion hépatique. Pneumocoques et staphylocoques dans le foie. Bile contenant le staphylococcus albus et le staphylococcus citreus.

Obs. X. — Tuberculose pulmonaire, laryngée, intestinale. Hépatite graisseuse. Staphylocoques sur les coupes. Bile contenant du staphylococcus aureus et du bacillus coli.

Obs. XIII. — Tuberculose pulmonaire, foie gras, nodules leucocytaires. Bile contenant du staphylococcus albus et du bacillus coli communis.

Obs. XIV. — Enfant nouveau-né, mort d'athrepsie. Bile contenant du bacillus coli communis, du staphylococcus albus et un staphylocoque liquéfiant.

Obs. XV. — Hémorrhagie cérébrale. Bile contenant une grande quantité de microbes.

Obs. XVI. — Pneumonie massive droite, hépatite graisseuse très modérée. Bile contenant du staphylococcus aureus, du bacterium coli et du pneumocoque de Talamon-Fraenkel.

Obs. XIX. — Diabète sucré, tuberculose pulmonaire, hépatite graisseuse. Bile contenant du staphylococcus albus. Staphylococcus citreus et bacillus coli.

Obs. XX. — Insuffisance mitrale, dilatation du cœur droit. Œdème pulmonaire, asystolie hépatique. Foie cardiaque. Sclérose vésiculaire. Mucus cholécystique contenant du bacillus coli, du staphylococcus albus, un staphylocoque non liquéfiant, et une bactérie du type megaterium.

L'origine intestinale de ces infections biliaires a été démontrée par des expériences multiples et des examens nombreux (MM. Netter, Gilbert, Girode, Dupré, etc.). M. Létienne a souvent vu la bile contaminée par des microbes, sans que ceux-ci soient parvenus jusqu'au lobule hépatique, mais arrêtés dans leur marche ascendante des voies biliaires.

Le foie présente, dans ces cas, des lésions antérieures, dues à des causes préexistantes qui ont préparé le terrain à l'infection. Ce sont les faits de ce genre où le foie lui-même, reste encore épargné par l'infection qui peuvent servir à éclairer la pathogénie de ces infections secondaires.

Les causes qui mettent l'organisme en opportunité morbide, résultent de l'âge avancé ou de la ruine de l'organisme par la tuberculose, l'impaludisme, l'alcoolisme, le saturnisme.

Lorsque les voies biliaires sont altérées depuis longtemps par une obstruction calculeuse, le plus souvent, leurs parois se modifient, les fibres musculaires lisses perdent leur contractilité, la circulation pariétale est moins active, et la résistance très diminuée.

Des ulcérations et des pertes de substance déterminées mécaniquement par les aspérités des calculs ouvrent la porte à l'infection.

Ces conditions facilitent non seulement la pénétration, mais encore la pullulation des germes morbides.

Telle a été l'origine de l'infection hépatique par bacterium coli rapportée par MM. Legendre et Raoult (1), à la Société anatomique. Il s'agit d'un ictère par rétention biliaire due à l'obstruction du canal cholédoque par une membrane de kyste hydatique. Le malade, âgé de 57 ans, fut pris subitement d'ictère, 10 jours avant son entrée à l'hôpital sans avoir jamais eu d'antécédents pathologiques du côté du foie. Bientôt la température monta à 39° et le malade mourut.

A l'autopsie, en ouvrant le canal cholédoque, il s'en échappa un liquide blanc, et à deux travers de doigts de son embouchure dans le duodénum une membrane de kyste hydatique est engagée, plissée. On prend avec soin du liquide de la vésicule biliaire et du pus verdâtre d'abcès multiples du foie. Des cultures sur agar, et bouillon peptonisé ont montré qu'on avait affaire au bacterium coli commune.

Les infections hépatiques, par voie biliaire, deviennent parfois l'origine de suppurations et d'abcès du foie.

Les suppurations qui relèvent de ce mode pathogénique, sont surtout les abcès par traumatisme. Bertrand (2) a bien montré qu'il fallait tenir grand compte de la perturbation nutritive, résultant du traumatisme qui prépare le tissu hépatique à l'invasion microbienne. A la suite d'une contusion, la migration bactérienne « ne fait sans doute que répondre à l'appel du territoire hépatique altéré ». Quant aux microbes à incriminer dans ces cas, le polymicrobisme normal de l'intestin foyer d'origine de l'infection, se reflète dans les voies biliaires, une fois l'ascension parasitaire réalisée. (Dupré.)

(1) *Bulletin de la Société anatomique*, 1892, n° 6.

(2) BERTRAND. Thèse de Paris, 1891.

Voies respiratoires

BACTÉRIES NORMALES DES VOIES RESPIRATOIRES

Les voies respiratoires, largement ouvertes à l'extérieur, mises sans cesse en communication avec les poussières de l'air d'une part, et avec les liquides de la cavité buccale d'autre part, sont naturellement exposées à de fréquentes invasions microbiennes. D'après Pettenkofer, parmi les différentes voies utilisées par les microbes pathogènes pour envahir l'organisme animal, les poumons occuperaient leur première place.

A l'état normal, lorsque l'intégrité de la muqueuse des voies aériennes est complète, l'infection n'a pas lieú. L'air en parcourant tout ce système de canaux étroits, à parois humides qui s'étend depuis les fosses nasales jusqu'aux dernières ramifications bronchiques, dépose ses bactéries et est à peu près aseptique quand il atteint l'alvéole. Lorsque les poussières et les bactéries sont en grand nombre, le réflexe de la toux se produit du reste, et ne tarde pas à expulser mélangées au mucus, poussières et bactéries.

Si quelques microbes seuls pénètrent dans la trachée, le mouvement des cils vibratiles de la trachée-artère et des grosses bronches peut suffire à l'expulsion des germes. Mais à supposer que la bactérie pénètre jusqu'à l'alvéole pulmonaire, lorsque rien ne vient diminuer les moyens de résistance de notre organisme, il n'en résulte pas de sérieux dommage pour le poumon. Tchistovitch (1) a démontré que l'alvéole saine est le siège d'une phagocytose active, et que la couche épithéliale alvéolaire constitue une barrière suffisante, capable de s'opposer à la pénétration du microbe dans l'organisme. Les recherches de Tchistovitch ont porté sur des micro-organismes très actifs, tels que le bacille du choléra des poules, le bacille du charbon et le bacille du rouget des porcs. Dans tous les cas, la phagocytose

(1) Des phénomènes de phagocytose dans le poumon. *Annales de l'Institut Pasteur*, 1889, p. 337.

pulmonaire a été démontrée. Dans les injections de bacilles charbonneux, le pouvoir phagocytaire n'était point assez rapide, il y avait pneumonie catarrhale et mort, tandis que pour le rouget des porcs, quelques heures après l'injection, ou tous les bacilles étaient contenus dans les macrophages, et on n'en trouvait plus de libres, ou bien les bacilles ne se rencontraient plus qu'isolés et les animaux ne mouraient point de pneumonie. Ces expériences ne laissent aucun doute sur la façon active dont le parenchyme pulmonaire se défend contre l'invasion bactérienne.

Il existe néanmoins, de nombreuses bactéries, à l'état normal dans les premières voies respiratoires, et les recherches de V. Besser, ont permis de déterminer la nature pathogène de ces germes (1).

Dans les cavités nasales de 81 personnes, le mucus examiné contenait des bactéries pathogènes et non pathogènes. Il ne s'agissait point de muqueuses malades ; parmi les sujets examinés on trouve : 6 médecins du laboratoire, 8 domestiques, 4 soldats et 28 convalescents. L'examen a été fait avec le plus grand soin, d'abord préparations microscopiques colorées, puis cultures sur gélose. Von Besser a ainsi rencontré le diplococcus pneumoniæ, le staphylococcus pyogenes aureus, le streptococcus pyogenes, le bacillus pneumoniæ (Friedländer). Sur 81 cas, l'auteur a trouvé :

Le diplococcus pneumoniæ..............	14 fois
Le staphylococcus aureus...............	14 fois
Le streptococcus pyogenes..............	7 fois
Le bacille de Friedländer..............	2 fois

Toutes ces espèces ont du reste été suffisamment caractérisées par les cultures et les inoculations aux animaux pour qu'on ait toute confiance dans ce diagnostic.

Quant aux microbes non pathogènes, c'étaient :

Le micrococcus liquefaciens albus.......	22 fois
Le micrococcus cumulatus tenuis........	14 fois
Le micrococcus flavus liquefaciens.......	3 fois
Le micrococcus tetragenus..............	

Il ne paraît donc pas douteux que, chez l'homme le plus sain, il existe un grand nombre d'espèces microbiennes, même dangereuses,

(1) L. Von Besser. Sur les bactéries des voies aériennes à l'état normal. *Beiträge zur pathologischen anatomie von Ziegler*, t. VI, nº 4, 1889.

vivant dans les fosses nasales [d'où elles peuvent à la première occasion envahir les voies respiratoires.

V. Besser a également étudié les bactéries du larynx et des bronches. Il a pratiqué ses examens sur les cadavres les plus frais possibles, 3 et 4 heures seulement après la mort.

Dans 5 examens de mucus laryngé il a trouvé :

Le streptocoque pyogène	5 fois
Le staphylocoque doré	3 fois
Le micrococcus albus liquefaciens	4 fois
Le micrococcus tenuis	1 fois
La sarcine jaune	1 fois

Dans le mucus bronchique normal, le nombre des bactéries est bien moins considérable. Sur 10 cas étudiés, on a trouvé :

Le streptococcus pyogenes	2 fois
Le diplococcus pneumoniae	3 fois
Le staphylococcus aureus	3 fois
Le bacille de Friedländer	1 fois

et, comme microbes non pathogènes, les micrococcus liquefaciens, micrococcus cumulatus, micrococcus tenuis.

Ainsi les voies aériennes normales saines, jusque dans leurs parties les plus profondes, contiennent des espèces microbiennes saprophytes ou pathogènes ; tels que les microbes de la pneumonie et de la suppuration, qui peuvent vivre au milieu des sécrétions bronchiques sans exercer aucun trouble fonctionnel ou anatomique sur le poumon.

Sous quelles influences ces microbes prennent-ils de la virulence et deviennent-ils pathogènes ?

Comment, en d'autres termes, naît l'inflammation des voies respiratoires ? L'influence du froid dans la plupart des cas est indiscutable. Parfois la respiration d'un air froid, qui pénètre subitement et avec violence dans les bronches, crée la bronchite ; mais le plus souvent, c'est le refroidissement brusque de la peau quand le corps est en sueur. Riegel et Ackerman (1) ont pu réaliser par l'expérimentation les troubles circulatoires qui précèdent la bronchite a frigore. Ils refroidissaient des animaux préalablement surchauffés et constataient sur l'animal soumis à l'action de la chaleur, une dilatation considérable des vaisseaux de la périphérie. Après refroidissement brusque de ces

(1) Cité par Marfan. Bronchites du *Traité de médecine*, 1892.

animaux, le sang qui gorge le réseau vasculaire de la peau est subitement refroidi en masse et, par répercussion, refroidit tout l'organisme et amène des congestions bronchiques.

BRONCHITES INFECTIEUSES NON SPÉCIFIQUES (1)

Chez les individus affaiblis, anémiques, scrofuleux et cachectiques, la moindre exposition au froid provoque une inflammation des bronches. L'expectoration est d'abord muqueuse, renfermant à peine plus de microbes, qu'à l'état normal, puis les bactérics augmentent rapidement de nombre. Ce sont les *staphylococcus pyogenes aureus* et *albus*, le streptococcus pyogenes, les pneumo-bacilles de Friedländer ou de Fränkel qui se sont multipliés avec rapidité dans le mucus bronchique, et ont produit des crachats muco-purulents abondants.

D'après Pansini, les streptocoques sont les seuls microbes, qu'on rencontre constamment dans les crachats soit dans la bronchite, soit à l'état de santé. Il décrit 8 espèces de streptocoques, des sarcines, et spécialement la sarcina variegata qu'on trouve également dans la bronchite simple et grippale, et à l'état normal.

Cornil et Barbès font remarquer que ces microbes se retrouvent dans toutes les bronchites, non seulement dans la bronchite a frigore, mais dans la bronchite de la grippe, dans celle que complique la pneumonie, la néphrite, l'emphysème, la tuberculose. « Pour ma part, dit M. Marfan, j'ai trouvé le pneumocoque dans l'exsudat de presque toutes les bronchites que j'ai examinées à ce point de vue. »

Des bactéries spéciales donnent aux crachats leur coloration verdâtre. A. Frick a examiné des crachats verts d'origine diverse (asthme, dilatation des bronches, pneumonie, bronchite aiguë et chronique). Il est parvenu à isoler dans tous ces cas un bacille spécial aérobie, et il pense que c'est à lui, qu'il faut attribuer la coloration spéciale des crachats.

Pansini donne à cette coloration une origine multiple : bacillus pyocyaneus, bacillus fluorescens putridus, fluorescens non liquefaciens, tous microbes vulgaires, du reste, et habitant normalement les voies respiratoires. La couleur jaune et orangée des crachats serait due à la présence des bacillus aureus et squamosus, de la sarcine jaune, orangée ou vieragata.

Il est vraisemblable, que ce sont les modifications circulatoires et

(1) C'est M. Marfan qui a le premier établi cette division en bronchites infectieuses spécifiques, et bronchites infectieuses non spécifiques. *Gaz. hebdom.*, 1891, n° 43.

sécrétoires de la muqueuse, qui donnent à tous ces micro-organismes une virulence ou tout au moins une vitalité exceptionnelle.

Les perturbations profondes apportées dans la calorification interne, provoquent des troubles de l'innervation, particulièrement de l'innervation vaso-motrice du système bronchique, d'où hypérémie et congestion de la muqueuse, et création d'un milieu de culture favorable à la pullulation des micro-organismes. Ces germes, grâce à l'affaiblissement de la vitalité des éléments anatomiques, acquièrent une virulence nouvelle, provoquent l'inflammation profonde de la muqueuse, la formation de muco-pus, et la bronchite infectieuse non spécifique est constituée. Le refroidissement n'est pas la seule cause, qui trouble les conditions normales de résistance de la bronche, l'adynamie désordonnant profondément l'innervation vaso-motrice, met les éléments anatomiques des bronches en état de moindre résistance, et favorise toute invasion microbienne.

L'empoisonnement typhique agit dans le même sens. Le système nerveux général, l'innervation vaso-motrice sont troublés, il se produit des stases, des congestions passives, éminemment favorables à la culture des germes. Telle est l'origine de la bronchite si fréquente au début de la dothiénenthérie. Cette inflammation des bronches n'est, du reste, qu'un élément secondaire à l'infection typhique. Elle n'est point liée à la présence du bacille d'Eberth, mais à l'évolution de germes vulgaires, au streptocoque en particulier.

C'est par un mécanisme analogue que se développent toutes les bronchites non spécifiques, si tenaces de l'emphysème pulmonaire, des maladies du cœur, et de tous les états pathologiques, où la circulation bronchique est troublée. A l'élément congestif initial s'ajoute secondairement l'élément bactérien, qui lui donne son caractère phlegmasique, plus ou moins accentué selon les cas, et qui donne lieu à des variétés de gravité, d'intensité différentes, suivant l'état d'adynamie ou de déchéance de l'organisme.

BRONCHO-PNEUMONIES

« La broncho-pneumonie, dans l'immense majorité des cas, dit « M. Netter (1), chez l'enfant comme chez l'adulte, est due à l'une des

(1) NETTER. *Archives de méd. expérimentale*, 1er janvier 1892.

« quatre espèces pathogènes suivantes : pneumocoque, streptocoque « pyogène, bacille encapsulé de Friedländer et staphylocoques de la « suppuration. »

Or, nous savons que ces micro-organismes sont les hôtes habituels de la cavité bucco-pharyngée, qui peut les héberger tous chez les sujets sains. Sur 127 individus bien portants M. Netter les a trouvés dans la proportion suivante :

Pneumocoques chez 15,5 à 20 0/0 des sujets
Streptocoques — 5,5 — 0/0 —
Bacilles encapsulés. 4,5 — 0/0 —

D'autre part, nous avons vu que Besser a trouvé des chiffres analogues : Pneumocoques chez 17,3 0/0
Streptocoques — 8,6 0/0
Bacilles encapsulés 2,5 0/0

Ces chiffres établissent un minimum et n'ont trait qu'aux cas où les microbes sont doués de pouvoir virulent ; il est probable que la proportion est plus élevée encore.

Nous nous trouvons donc sous une menace continuelle d'infection broncho-pneumonique dont notre organisme porte, à l'état normal, la cause première en lui.

Il y a là une sorte de microbisme latent qui sera l'origine de nombreuses auto-infections bactériennes qui feront tantôt la broncho-pneumonie, tantôt la pneumonie, ou plus rarement la gangrène pulmonaire.

La broncho-pneumonie résulte donc dans la majorité des cas d'une auto-infection. Les micro-organismes des cavités buccales et des premières voies respiratoires, existent ordinairement longtemps avant la pénétration dans le poumon. En présence de la déchéance organique, de l'affaiblissement de la vitalité des éléments anatomiques sous l'influence d'une congestion quelconque, ou de causes extérieures capables d'irriter ou léser, de quelque façon que ce soit, l'épithélium des bronchioles, l'envahissement du poumon a lieu. C'est ainsi que l'inhalation de gaz irritants, le froid, les brûlures étendues, les opérations sur l'intestin sont souvent l'origine de broncho-pneumonies.

La bronchite chronique devient quelquefois une cause de broncho-pneumonie. La stagnation dans les bronches, et la pullulation des microbes dans les moyennes bronches préparent l'invasion des bronchioles. Les bronches revêtues d'un épithélium à cils vibratiles, ne présentent pas de lésions profondes, les petites bronches au contraire à épithélium cylindrique résistent moins, et se laissent envahir par les micro-organismes.

Dès que les lésions des bronchioles sont établies, l'inflammation bactérienne ne tarde pas à se propager à l'alvéole.

Quels que soient les agents pathogènes de la broncho-pneumonie, la voie de propagation est toujours la même, les micro-organismes venus de la cavité buccale ou des premières voies aériennes gagnent de proche en proche par les canaux bronchiques, l'alvéole et ne viennent que très rarement au lobule pulmonaire par la circulation. On peut voir sur la bronchiole le point de départ de l'inflammation, origine de la péribronchite, et les lésions artérielles consistant en une périartérite, plus ou moins accentuée, sont toujours limitées au début au point précis de la circonférence de l'artériole, qui confine à la bronchiole malade (Mosny).

Très souvent la broncho-pneumonie survient comme une affection secondaire au cours d'une maladie générale plus ou moins grave. La maladie initiale favorise l'action des microbes sur le poumon en provoquant une hypérémie de la muqueuse et les troubles de nutrition du parenchyme pulmonaire, nécessaires pour l'arrêt et le développement des germes. Elle agit également en diminuant la résistance générale de l'organisme.

Les maladies qui se compliquent le plus souvent de broncho-pneumonie, sont la rougeole, la coqueluche, la grippe. Et dans tous les cas, la broncho-pneumonie n'est pas due à l'agent qui a provoqué la rougeole, la coqueluche, la grippe ou même la fièvre typhoïde, mais aux microbes vulgaires, au streptocoque, au pneumocoque de Friedländer par exemple.

Les recherches de Boulloche et de Méry (1) sont très instructives à ce point de vue, et montrent combien varie la virulence des microbes qui habitent à l'état normal la cavité bucco-pharyngienne. Dans la rougeole, par exemple, il y a exaltation de la virulence du pneumocoque, et des streptocoques salivaires. Les inoculations de salive rubéolique aux souris, ont déterminé la mort de ces animaux 25 fois

(1) Boulloche et Méry. Recherches bactériologiques sur la salive des enfants atteints de rougeole. *Revue mensuelle des maladies de l'enfance*, 1891.

sur 48 expériences. La salive des rubéoliques contenait des pneumocoques dans 29 0/0 des cas ; des streptocoques virulents dans 23 0/0.

Cette virulence est deux fois plus grande pour le pneumocoque et quatre fois pour le streptocoque qu'à l'état normal.

Au cours de la grippe également, l'accroissement de virulence du pneumocoque, du streptocoque et du bacille encapsulé, est très exagérée comme en témoignent non seulement les affections pulmonaires, mais encore les affections des oreilles, des méninges, etc.

On ne peut nier dans ces cas que ce soit l'économie qui ait créé la virulence, et rendu pathogènes des microbes indifférents quelques jours auparavant ; sous l'influence de causes occasionnelles multiples l'organisme perd son immunité, et la maladie infectieuse est créée.

Faut-il admettre avec M. Mosny une broncho-pneumonie à type lobulaire due à l'action du streptocoque pyogène, et une broncho-pneumonie à type lobaire due à l'action du pneumonoque de Talamon-Fraenkel en reconnaissant une certaine spécificité à ces microbes ?

M. Netter ne le pense pas. Il croit qu'à part la broncho-pneumonie diphtérique, presque toujours causée par le streptocoque pyogène, chez l'adulte comme chez l'enfant, il n'y a point de relation entre la forme de la broncho-pneumonie et la nature des microbes, microbes générateurs préexistants souvent dans la bouche, le pharynx et les fosses nasales.

PNEUMONIE

Il y a quelques années, à la suite des recherches de Talamon et de Fraenkel qui ont établi que la pneumonie est une maladie à microbes cultivables et inoculables, on a cru pouvoir nier toutes les causes que l'ancienne médecine attribuait à la pneumonie. Le microbe lancéolé encapsulé suffit à tout : la pneumonie, disait-on, a une cause unique : la pénétration accidentelle dans l'organisme du pneumocoque venu du dehors.

Mais bientôt M. Netter est venu démontrer que le pneumocoque peut être l'hôte habituel de la cavité buccale des sujets sains, sans leur causer le moindre dommage. Von Besser d'autre part trouvait ce même micro-organisme dans les voies respiratoires normales : il a bien fallu admettre alors que ce microbe a une virulence très variable, et qu'il n'est pas tout dans l'inflammation pneumonique.

Pourquoi le plus grand nombre de sujets porteurs de ce pneumocoque ne sont-ils point infectés? C'est que les pneumocoques trouvent à l'état normal dans les voies respiratoires de telles conditions chimiques et physiologiques qu'ils ne peuvent se multiplier. La réaction acide du parenchyme pulmonaire (Robin et Verdeil), l'action phagocytique, exercée sur les microbes introduits dans le poumon, soit par les cellules mêmes du revêtement alvéolaire, soit par les leucocytes diapédésés, sont le plus puissant moyen de protection de l'organisme contre l'envahissement du pneumocoque. Ce sont, en un mot les conditions particulières de déchéance organique, qui sont la cause première de cette transformation d'un microbe indifférent en microbe pathogène. La virulence est le fait des modifications pathologiques de l'organisme, puisque le microbe n'a point, par lui-même, de virulence propre et constante.

Il est intéressant de rechercher dans quelles conditions, l'organisme jusque-là milieu hostile, devient milieu favorable, et perd sa résistance à l'activité de ses propres microbes, qu'il tolérait naguère sans en être impressionné.

Action du froid sur l'organisme. — Le refroidissement est une des principales causes de l'infection pneumonique. Le froid peut en effet troubler la série des actes par lesquels les cellules lymphatiques détruisent, arrêtent les microbes pathogènes, quand ils tentent d'envahir nos tissus, nos humeurs.

Des recherches de Holm il résulte que la vie cellulaire de l'animal refroidi est entravée, que les phagocytes perdent leur pouvoir destructeur des germes et que la diapédèse est très ralentie.

Cet expérimentateur opère sur deux séries de lapins vaccinés, auxquels il inocule une culture virulente de bacille pyocyanique, la première série de ces animaux est laissée libre dans le laboratoire, les animaux de la seconde série sont attachés et placés dans une atmosphère de 12° à 14°.

Holm a remarqué que l'immobilité seule, en dehors du refroidissement, suffit à abaisser la température des animaux et à diminuer la phagocytose. Chez les animaux refroidis la température tombe de 39° à 34° et 32°, et si quatre heures après le début de l'expérience, on examine les points d'inoculation on note que la diapédèse est extrêmement considérable chez les animaux qui n'ont pas été fixés, qu'elle est au contraire médiocre ou nulle, sur les sujets de la seconde catégorie.

Les expériences de M. le professeur Bouchard montrent bien également l'action du froid sur l'organisme au point de vue de l'invasion bactérienne. Le sang normal des animaux, en dehors de tout état pathologique, ne renferme pas de micro-organismes, toutefois M. Bouchard a réussi à provoquer, sans traumatisme, leur apparition rapide dans la circulation d'animaux sains, en soumettant ces animaux à l'action des causes, qui provoquent chez l'homme les maladies infectieuses dites spontanées.

En faisant agir sur les cobayes le froid intense, en les plongeant dans l'eau froide, en moins de 30 minutes, la température s'abaisse à 31°. Ces animaux meurent de froid le plus souvent. Il est intéressant de noter que le sang de ces cobayes morts rapidement, mis en culture sur bouillon reste stérile. Ce n'est point en effet la douche ou le bain froid qui sont cause de pneumonie, on voit cette affection se développer, non après un refroidissement brusque, mais à la suite d'un refroidissement modéré, graduel, prolongé.

Si l'on arrive à déterminer la réfrigération lente par le séjour dans la glacière, par le vernissage, ou l'immobilisation, on voit qu'au bout de deux heures chez un animal sur 4, parfois chez un sur 3, le sang mis en culture donne des colonies bactériennes. On est ainsi parvenu à mettre l'organisme dans l'état d'affaiblissement apte à l'invasion microbienne, et on a réalisé ce qui se passe dans la plupart des cas de pneumonie a frigore. Les agents bactériens qui avaient pénétré et restaient inoffensifs dans l'organisme, dans un état de virulence latente, sous l'influence d'une cause banale ont envahi l'économie. Ces germes suivant leur nature, en présence de l'affaiblissement de l'organisme, vont donner lieu à des affections simples ou spécifiques, primitives ou secondaires.

La clinique nous présente également des faits qui montrent bien quelle influence, il faut attribuer au refroidissement dans l'étiologie de la pneumonie. Nous ne saurions mieux faire que de rapporter les observations si démonstratives de M. le professeur Jaccoud (1) :

Un robuste maçon de 51 ans se couche en parfaite santé : dans la nuit, un violent orage ouvre l'imposte d'une fenêtre, sise à la tête du

(1) *Académie des sciences*, 25 avril 1887.

lit. Cet homme reste endormi néanmoins et il est ainsi exposé pendant plusieurs heures à l'action directe du froid. Le matin il ressent une forte courbature, et un malaise général; le soir, il a du frisson, de la fièvre, une douleur vive dans le côté droit de la poitrine, le lendemain la pneumonie est constituée, au sommet du poumon droit. L'incident de la fenêtre avait alors trente-six heures de date.

Douze heures plus tard, l'expectoration caractéristique est établie, elle est riche en microbes pneumoniques.

Bientôt la pneumomie s'étend, elle se complique de péricardite, puis de pleuropneumonie gauche, et le patient succombe au quatorzième jour de sa maladie. L'autopsie a vérifié le diagnostic dans toutes ses parties.

Dans les deux poumons, l'examen microscopique a démontré la présence de nombreux pneumocoques encapsulés, identiques à ceux qui avaient été constatés dans les crachats, dès le début de l'expectoration.

La deuxième observation n'est pas moins précise :

Une fille de vingt-deux ans, en même temps cuisinière et bonne d'enfant, commet l'imprudence par un temps froid de conduire les enfants au jardin du Luxembourg, vêtue comme elle l'était à son fourneau de cuisine.

Une heure après son arrivée dans le jardin, elle ressent l'impression très vive d'un refroidissement et elle rentre toute frissonnante. Le soir elle se sent tout à fait malade, elle souffre de la tête, du côté droit de la poitrine et des reins.

Le lendemain, elle est gênée pour respirer, elle tousse, et elle est prise de vomissements ; son état s'aggrave rapidement, et lorsqu'elle est apportée dans le service on constate une grosse pneumonie droite, en solidification compacte, avec néphrite grave à la phase d'urémie et le début d'une endocardite diffuse.

La malade finit par succomber, et à l'autopsie on constate les reliquats de la pneumonie, la néphrite et l'endocardite ulcéreuse. Les pneumocoques avaient été trouvés en abondance dans les crachats, et plus tard ils furent décelés dans le sang.

Il est bien évident que dans ces deux cas les pneumocoques ne sont pas venus du dehors, ils n'ont pu envahir l'organisme au moment même où il a subi l'impression du froid. Ils existaient préalablement.

Tant que la santé a été parfaite, ils sont restés innocents, la perturbation résultant du refroidissement, en a permis la diffusion et la prolifération. De là cette conséquence que la condition génératrice de la pneumonie a été le désordre produit dans le poumon par l'influence du froid (Jaccoud).

L'opportunité morbide a donc été créée par les modifications cellulaires et circulatoires qu'a provoquées le refroidissement, désordres en tout comparables à ceux déterminés par le traumatisme, cause directe d'infection pneumonique.

Traumatisme. — L'inoculation d'une faible quantité de virus pneumonique, dans la trachée, ne produit rien chez un animal sain, tandis qu'un animal auquel on a injecté auparavant du tartre stibié pour détruire le revêtement épithélial, est pris rapidement de pneumonie.

Gamaleïa a pu introduire le pneumocoque dans la trachée du mouton, sans que l'animal en ressentît le plus souvent le moindre accident. S'il traumatisait au contraire, d'une façon quelconque, le conduit respiratoire, la pneumonie éclatait.

Le traumatisme du thorax, la dénutrition et les désordres vaso-moteurs qui en résultent dans le parenchyme pulmonaire, sont parfois chez l'homme la cause de l'infection pneumonique. Ce ne sont point en effet les traumatismes qui blessent immédiatement l'organe, mais la contusion du poumon sans déchirure des enveloppes de la cage thoracique, tels que tamponnement par un wagon, par un timon de voiture, par une chute d'un échafaudage, qui sont observés le plus souvent.

M. le professeur Duplay dit que la pneumonie est la plus fréquente de toutes les complications de la contusion du thorax, et que dans les contusions légères, elle est parfois le seul signe de la lésion,

On observe du reste, après le traumatisme, deux formes d'inflammation pulmonaire, la pneumonie franche à pneumocoque d'une part, et des broncho-pneumonies à agents microbiens multiples.

Il y a tantôt expectoration de crachats rouillés caractéristiques, tantôt les crachats restent muco-purulents, le frisson initial caractéristique ne manque pas non plus.

Suivant l'état général du sujet, l'évolution de la pneumonie traumatique se rapproche plus ou moins de ceux de l'hépatisation vraie franche, aiguë, ou de ceux de la broncho-pneumonie. Mais quels que soient les caractères de ces hépatisations, elles n'en sont pas moins dues ordinairement au pneumocoque. En 5 ou 6 jours à partir du début des accidents la température tombe, et la convalescence se fait. La bénignité est un des caractères particuliers de la pneumonie traumatique (1). Sa marche n'est nullement envahissante, quand la contusion n'est pas excessive.

Cette tendance à la guérison doit être attribuée à ce que la maladie survient presque toujours chez un individu bien portant, atteignant un organisme résistant, qui s'il se laisse envahir ne tardera pas à triompher de l'envahisseur. Le poumon atteint n'a point dans ces cas la déchéance organique et la prédisposition morbide habituelle aux pneumonies spontanées, ou à celles qui éclatent par une cause banale chez un homme déprimé.

Troubles nerveux. — Les troubles nerveux agissent d'une façon analogue au traumatisme. Les maladies du système nerveux sont en effet une des causes les plus propres à créer l'infection pneumococcique. Les altérations nerveuses modifient les milieux organiques en créant des congestions dans le poumon, d'où la fréquence des hypostases d'abord, puis des pneumonies, chez les hémiplégiques et les paralytiques généraux. Chez les vieux hémiplégiques, d'après Rosenbach, c'est presque toujours du côté paralysé que se fait l'hépatisation pneumonique. Il en est de même, d'après les aliénistes, chez les fous : un dixième, d'après Bayle, un cinquième, d'après Calmel et Bouchet, un tiers d'après Laurence meurent d'une pneumonie intercurrente.

Par la double section des nerfs vagues et par injection de pneumocoques, on obtient une inflammation chez l'animal en expérience, en tout comparable à la pneumonie catarrhale de l'homme. Le premier phénomène de cette inflammation est l'engorgement sanguin et l'œdème. Au milieu des parties congestionnées et œdématiées, on trouve, surtout dans les lobes supérieurs, des noyaux d'induration constitués par une hépatisation grise. Au bout de quelques jours, les bronches sont remplies de muco-pus, et la muqueuse sous-jacente est injectée, turgescente, enflammée.

(1) PROUST. *Pneumonie traumatique.* Thèse de Paris, 1883.

Le microscope montre dans les régions indurées, les cellules de l'épithélium alvéolaire en voie de prolifération ; dans les parties hépatisées, les leucocytes abondent, pressés et remplissant les cavités des alvéoles. Plus tard l'hépatisation gagne les parties splénisées, les cellules du revêtement épithélial tombent et remplissent l'alvéole, les parois même de celui-ci sont infiltrées de cellules embryonnaires, et la pneumonie est constituée.

Dans ces pneumonies consécutives à la section du nerf vague, Jean Schon (1) a établi la présence de différents microbes, entre autres, un bacille et des diplocoques mobiles. L'injection dans la trachée, la plèvre et le poumon, de ces micro-organismes donnait aux lapins une pneumonie mortelle. On ne peut nier que la section nerveuse n'ait ouvert dans ces cas la porte à l'infection.

Sénilité. — La vieillesse, cause si fréquente de pneumonie, agit par des facteurs multiples : le système nerveux est souvent profondément altéré, la circulation est languissante dans le poumon et la déchéance de tout l'organisme, explique la facilité avec laquelle le poumon cède à l'envahissement microbien.

L'influence de la sénilité a été reconnue de tout temps, par les cliniciens. « La pneumonie est très fréquente chez les vieillards, dit Laënnec. La pneumonie est le fléau le plus redoutable de la vieillesse, s'écrie Cruveilhier, qui fut longtemps médecin de la Salpêtrière. La pneumonie résume en elle presque toute la pathologie de la vieillesse, ajoute M. Durand-Fardel. » M. Cruveilhier pense que le froid seul joue le plus grand rôle dans la production des pneumonies chez les vieillards débilités.

Pendant cinq hivers consécutifs, il a vu constamment à la Salpêtrière, la pneumonie paraître et disparaître avec le froid. Les vieilles femmes peuvent résister à un froid de 24 à 48 heures, mais ne résistent point au froid qui a plusieurs jours de durée. A tel point que Cruveilhier pensait « pouvoir prédire l'invasion et la cessation de l'épidémie ».

L'hiver de 1838-1839, dit Durand-Fardel, a été remarquablement doux, il n'y a pas eu une seule gelée assez forte pour faire prendre les étangs dans les jardins, aussi ne se rappelle-t-on pas avoir vu à la Salpêtrière une aussi faible mortalité. Au printemps, au contraire,

(1) *Fortschritte der Medizin*, 1885, n° 15.

il survint des froids assez vifs ; à chaque recrudescence du froid, l'infirmerie se remplissait en deux ou trois jours, puis le froid diminuait, et non seulement il n'entrait plus de malades, mais l'influence de la chaleur se faisait sentir de la façon la plus immédiate sur ceux qui restaient à l'infirmerie.

« Vieillesse et pneumonie, pneumonie et vieillesse, il semble que « ce soit une équation. En réalité caducité de l'être, moindre résis« tance aux agents physiques, plus grande fragilité d'un parenchyme « fragile en soi, telle me paraît être la solution du problème en trois « phrases, dit le professeur Peter » (1).

L'alcoolisme produit la sénilité prématurée, les diathèses mettent l'organisme en état de sénilité au moins pour certains tissus, et jettent ainsi certains organes dans l'opportunité morbide, de telle façon que les ivrognes et les diathésiques, vieillards par l'apparence sont vieillards par les maladies, et ayant une pneumonie, auront une pneumonie de cachectique, c'est-à-dire au sommet.

L'agent de la pneumonie, toujours le même, provoque en effet des lésions de gravité variable suivant l'état de résistance de l'individu. C'est l'organisme qui fait la pneumonie à sa façon. Le médecin n'est point en présence d'une pneumonie toujours la même, mais de pneumoniques, et d'après l'état du terrain il faudra distinguer autant de formes. Le pneumonique est-il jeune ou vieux, riche ou pauvre, sain ou malsain, homme ou femme, femme en état de vacuité, de gestation ou de puerpéralité ? Sa pneumonie sera grave ou bénigne.

La pneumonie du sommet, par exemple, est le fait d'un organisme déchu, de tous les mauvais états de l'organisme, à tous les âges de la vie, au dernier âge de préférence, parce que l'organisme est usé ; au premier âge, lorsque l'organisme est débilité chez les enfants des pauvres, et dans la population de l'hôpital des enfants.

Les diabétiques, les albuminuriques, les cancéreux ont une prédisposition toute spéciale à la pneumonie.

Grisolle signale l'inflammation aiguë du poumon dans un septième des cas de lésions chroniques du foie, et en particulier de cirrhose. Sur 65 cas de maladies du cœur, le même clinicien a trouvé dans 18 cas, une pneumonie franche comme cause de la mort.

(1) *Cliniques médicales.* Les pneumoniques.

Sur 505 autopsies d'affections cardiaques, Chambers a noté plus de 96 fois une hépatisation du poumon.

La pathologie animale confirme de tous points la pathogénie que nous venons d'établir pour la pneumonie humaine. Un des vétérinaires les plus autorisés, et qui plus que tout autre est versé dans les études bactériologiques, M. Leblanc (1), a insisté tout récemment sur le rôle de l'état général et des conditions de l'organisme dans l'éclosion de la pneumonie chez le cheval.

Il a remarqué que les maladies infectieuses des animaux naissent surtout par le fait de circonstances spéciales, telles que mauvaise hygiène, fatigue excessive, agglomération des sujets, etc. On observe, par exemple, la pneumonie infectieuse chez le cheval, alors qu'on réunit dans un local étroit, de jeunes animaux sortant du pré, qu'on les fatigue, qu'on les nourrit mal, et qu'on les expose à des refroidissements. Est-ce à dire que cette maladie infectieuse ne devient pas une fois née, dans un milieu spécial, capable de se propager par contagion ? Il y en a des exemples, mais il est un fait certain, c'est qu'elle naît sans avoir pour origine première la contagion. On ne peut nier, ajoute-t-il en terminant, l'existence des micro-organismes, mais la plupart préexistent dans l'organisme. Il faut, pour que la maladie puisse naître, des conditions de débilitation spéciale, d'anémie, de fatigues de l'animal.

On peut par les règles de l'hygiène mettre les animaux dans les conditions propres à ne pas favoriser cette pullulation microbienne et empêcher la prédisposition de naître ou même la contagion de se développer.

GANGRÈNE PULMONAIRE

La gangrène primitive du poumon est extrêmement rare. Presque toujours le sphacèle pulmonaire est secondaire à des lésions plus ou moins profondes du poumon. Il est démontré aujourd'hui que la tendance de ces inflammations à se terminer par gangrène, est bien plutôt le fait du terrain, que de propriétés spécifiques appartenant aux micro-organismes, qu'on rencontre dans les foyers de gangrène. Parmi les bactéries auxquelles on a voulu faire jouer un rôle pathogène, les

(1) *Société de médecine pratique*, 10 novembre 1892.

streptocoques et les staphylocoques sont les plus fréquents, mais ces microbes préexistent habituellement dans les voies respiratoires, et ne paraissent point avoir une virulence propre à reproduire la gangrène.

Il en est de même du leptothrix pulmonalis (Leyden) ou des monas qu'on rencontre constamment dans les crachats et qui sont des saprophytes, non pathogènes par eux-mêmes, mais qui ne peuvent végéter que dans des conditions de terrain spéciales, sur des tissus profondément altérés, à vitalité insuffisante. Ces bactéries parviennent dans les bronches accidentellement et s'y développent. Mais elles préexistaient dans la bouche, et ne jouent qu'un rôle insignifiant. Il faut reconnaître que les streptocoques qui leur sont associés dans presque tous les cas sont beaucoup plus actifs (1). Bonome (1) a pu examiner 9 cas de gangrène pulmonaire au point de vue bactériologique. Trois fois le staphylococcus pyogenes aureus se rencontrait seul ; cinq fois le streptocoque seul ; une fois les deux microbes étaient associés. Bonome a cherché dans de nombreuses expériences, à déterminer la gangrène pulmonaire chez le lapin, en pratiquant des injections de cultures de ces microbes dans la veine jugulaire. L'injection de la culture seule ne donne rien. Mais la gangrène est réalisée, si on y ajoute de petits fragments de moelle de sureau. De petites collections purulentes et gangreneuses se développent dans le poumon. L'injection de la moelle seule reste, d'autre part, sans résultat. Le corps étranger agirait donc en provoquant une irritation intense à la faveur de laquelle les agents microbiens se fixent et pullulent (2).

Toutes ces bactéries peuvent pénétrer avec l'air de la respiration L'air dépose ses micro-organismes dans le poumon à chaque inspiration, pour sortir aseptique dans l'expiration (Straus). Le tissu pulmonaire malade, reçoit donc à chaque instant des germes d'infection.

L'expérimentation a montré le rôle du terrain dans la pathogénie des gangrènes. Le staphylococcus injecté sous la peau d'un animal sain ne provoque point d'accident, mais détermine au contraire des plaques de sphacèle, si les tissus sont plus ou moins profondément désorganisés. C'est ainsi que O. Bujwid (3) a pu provoquer des foyers de gangrène en injectant dans le tissu cellulaire sous-cutané

(1) *Deutsch. Archiv. f. Klin. med.*, t. II, p. 488.

(2) Bonome. *Beitrag zum Studium des Lungenbrandes.*

(3) *Deutsch. Med. Woch*,, 1886, n° 52.

une solution de glycose, avant d'inoculer le staphylococcus pyogenes aureus. Il réalisait expérimentalement ce que nous observons dans le diabète.

Les poumons du diabétique, imbibés de sucre, à la dernière période de la maladie, seront en effet un excellent milieu de culture pour les microbes saprophytes.

L'organisme du diabétique mène rarement à bonne fin les inflammations, de nature infectieuse, qu'il a à subir.

Cet état de déchéance est quelquefois tellement rapide que dès le début de la lésion pulmonaire la gangrène se surajoute, et qu'on assiste à cette forme de gangrène aiguë, désignée sous le nom de pneumonie foudroyante des diabétiques.

L'infection secondaire par les micro-organismes saprophytes amène, sans réaction de l'économie, le ramollissement et le sphacèle du foyer pulmonaire : L'organisme déchu succombe dans la lutte contre l'agent microbien, c'est précisément au point où l'affaiblissement de la vitalité du tissu est au maximum, que les microbes pullulent en plus grand nombre. Aussi les foyers de gangrène apparaissent-ils tout d'abord, et sont-ils toujours plus accentués au centre du foyer pneumonique, point où ils ont rencontré le moins de résistance.

Le mécanisme de la gangrène est analogue, quand elle est d'ordre mécanique ; consécutive par exemple à l'embolie pulmonaire. (Nous ne parlons point ici des embolies septiques.) Une branche de l'artère pulmonaire est obstruée par un caillot, tout le département circulatoire qui en dépend perd sa vitalité, les parois alvéolaires ne sont qu'insuffisamment nourries et si l'organisme est altéré dans sa vitalité, l'invasion microbienne ne peut tarder, rien ne s'opposera à la gangrène.

Les œdèmes pulmonaires des albuminuriques sont une prédisposition non moins favorable, à l'invasion bactérienne. L'épithélium des alvéoles infiltré de sérosité, l'état œdémateux du poumon, l'état toxique du sang, ne permettent plus à la muqueuse bronchique non seulement de lutter contre l'envahissement microbien, mais de vivre : les bactéries envahissent facilement ce tissu déjà à demi nécrosé.

L'alcoolisme, la sénilité, l'impaludisme (Lancereaux et Grasset) agissent dans le même sens. Dans tous ces états la déchéance organique est le fait prémordial, et toute affection pulmonaire, primitive ou secondaire a de la tendance à transformer, l'inflammation bactérienne simple en gangrène.

Les grands traumatismes peuvent également devenir l'origine de gangrènes étendues. Comme pour la pneumonie, le traumatisme modifie les conditions de nutrition et de circulation du poumon, et ouvre la porte à l'infection, à la gangrène. Leyden, Bucquoy, Hanot ont cité des cas de gangrène pulmonaire par contusion et compression du thorax.

Enfin il est une forme lente de gangrène pulmonaire, qui a une marche un peu spéciale. Elle reconnaît encore comme cause la cachexie de l'organisme mais est préparée dans le poumon même de longue date. C'est la gangrène pulmonaire des dilatations bronchiques.

Les bronches chroniquement enflammées, présentent des lésions plus ou moins profondes, ont perdu leur élasticité et ne peuvent plus expulser les mucosités qui les obstruent. Il se produit alors dans les sécrétions stagnantes des cultures microbiennes multiples, les staphylocoques, les streptocoques ne tardent pas à envahir la paroi, et la nécrose se produit.

La bronchite gangreneuse se propage bientôt à l'alvéole, et la gangrène pulmonaire prend une marche plus rapide

---

Tuberculose.

La découverte du bacille de la tuberculose semblait devoir établir d'une façon définitive, la pathogénie de la tuherculose.

On pouvait espérer que le bacille allait tout expliquer et qu'il suffisait qu'il pénétrât dans l'organisme pour que la phtisie en résultât. Mais il a bien vite fallu reconnaître qu'il ne suffit point « de la rencontre d'un homme et d'un bacille » pour que la maladie éclate et que l'état de l'organisme du « bacillaire » ne joue pas un rôle moindre dans la tuberculisation, qu'on ne l'admettait autrefois.

On sait aujourd'hui que le bacille tuberculeux est extrêmement répandu, que l'homme est constamment enveloppé par les poussières d'expectorations de tuberculeux, et que normalement le microbe ne rencontre pas dans l'organisme sain, les conditions favorables a son développement. Quand le bacille est entré dans l'économie par contagion, ou par hérédité, il ne se développe pas nécessairement; pour qu'il puisse se multiplier et donner naissance au tubercule, il faut un état spécial de l'organisme. Il faut pour la réalisation de la maladie : « la « connivence de l'organisme qui mettra à la disposition du germe, « l'ensemble des conditions physiques et chimiques qui constituent « son milieu vivant ».

BACILLES DANS L'ORGANISME SAIN

Il paraît en effet, que l'organisme sain tolère le bacille sans que ce microbe, à l'état de virulence latente, détermine aucun accident. D'intéressantes recherches de Loomis, il ressort que l'envahissement des ganglions bronchiques par le bacille de Koch n'est point rare chez les adultes.

Sur 15 sujets morts de maladies aiguës, mais non de phtisie, Loomis a trouvé 6 fois des bacilles dans les coupes de ganglions bronchiques, c'est-à-dire dans 40 0/0 des cas.

Pizzini (1) a publié une nouvelle série de recherches portant sur 30 sujets morts d'accidents ou d'affections aiguës, et paraissant exempts de tuberculose. Il a examiné les ganglions mésentériques, cervicaux et bronchiques, et en a fait des inoculations, en partie dans le péritoine et en partie dans le tissu cellulaire sous-cutané de cobayes.

Les bacilles tuberculeux se rencontrent dans 42 0/0 des cas qu'il a examinés. Ces faits démontrent d'une façon indiscutable que le bacille tuberculeux peut exister chez des personnes saines et robustes dans les ganglions sans causer d'accident. Le plus souvent il reste à l'état de repos, dans les ganglions bronchiques, tout en conservant son pouvoir infectieux latent. C'est presque exclusivement dans les ganglions péribronchiques qu'on rencontre le bacille. Dans ces cas, les bacilles sont arrivés à un moment donné au poumon avec l'air inspiré; si la muqueuse bronchique présente quelque lésion ou même si sa résistance est diminuée par un léger catarrhe, les bacilles passent de la surface à la profondeur de la muqueuse. On sait d'ailleurs que sous la muqueuse bronchique, se trouve un réseau continu de vaisseaux lymphatiques, en communication avec les ganglions situés entre les deux grosses bronches et le long de la première portion des petites.

Dans aucun cas, Pizzini n'a trouvé, chez ces sujets indemnes de tuberculose pulmonaire, des bacilles dans les ganglions mésentériques.

Une conséquence que l'on doit naturellement tirer de ces faits, c'est qu'il ne faut pas faire jouer un rôle trop important, aux sources d'infection tuberculeuse comme l'enseignent les hygiénistes modernes ; mais on doit attribuer plus de valeur à la force de résistance des tissus qui peut annihiler la virulence de l'agent tuberculeux, auquel ils sont sans cesse exposés.

D'après Williams, à l'hôpital de Brompton, le plus grand hôpital de phtisiques au monde, le personnel n'est pas plus souvent frappé de tuberculose que la moyenne des habitants des grandes villes. Dans l'espace de 15 années, aucun cas de tuberculose n'a pu être imputé à l'infection locale. Si on a noté la mortalité plus grande des infirmiers, dans quelques pays, cela tient à leur genre de vie spécial,

(1) *Zeitsch. für Clin. Medizin*, XXI Bd. 3 et 4 Heft.

aux fatigues, au manque d'air et de mouvement, bien plus qu'à une contagion plus active.

L'état de l'organisme et de la crase sanguine, a une importance autrement prépondérante que les occasions de contagion. Si la résistance de l'économie s'altère, les bacilles qui vivent à l'état latent, chez beaucoup de sujets dans les ganglions bronchiques, trouvent des conditions favorables à leur développement, pullulent et envahissent tout l'organisme.

C'est là le mécanisme de ces cas de tuberculisation rapide, qu'on observe à la fin des maladies chroniques comme le diabète, le cancer de l'œsophage, etc., états où le malade confiné à la chambre n'a point été exposé à la contagion dans la majorité des cas, mais portait déjà en lui, depuis longtemps, le germe de la tuberculose, germe inoffensif tant que l'organisme avait une résistance suffisante.

« Le réfractaire d'hier, le tuberculeux d'aujourd'hui devra, de par « les modifications subies par son organisme, se trouver logé à une « enseigne pareille à celle de ces érysipélateux, qui ne doivent leur « exanthème qu'à leur convalescence d'une fièvre longue, ou d'un « traumatisme grave, qu'à leur albuminurie, à leur diabète ou à leur « scrofule ; toutes conditions qui ont modifié leur économie et l'ont « réduite à capituler en présence de l'agent infectieux » (Bouchard).

Le phtisique n'a été envahi par l'agent tuberculeux qu'à la suite d'une des nombreuses dépréciations organiques qui abaissent les barrières, diminuent les résistances et suppriment la défense de l'organisme en face d'un ennemi qui n'attend que le moment propice pour « pénétrer dans la place ».

La pathogénie de la tuberculose semble donc se ramener à la recherche de ces conditions de l'organisme, qui en font le terrain de culture propre à l'invasion bacillaire.

SCROFULE ET TUBERCULOSE

La scrofule est certainement un des états de l'organisme, le plus favorable au développement de la tuberculose. Les rapports de succession des deux maladies sont si fréquents, qu'on a dit et que beaucoup de médecins soutiennent aujourd'hui que la scrofule et la tuberculose sont une seule et même maladie comme « deux branches issues d'un tronc commun ». Les partisans de l'unicité font valoir les examens histologiques qui montrent comme lésion caractéristique, chez le tuberculeux et le scrofuleux, le tubercule typique. Ne trouve-t-on point le tubercule aussi bien dans les arthrites et les gommes des scrofuleux. Si on fait des coupes de lésions scrofuleuses on les trouve constituées par des corpuscules, tout à fait semblables au nodule tuberculeux : enfin ces productions présentent le bacille de la tuberculose. Si l'on suit enfin l'évolution de cette lésion scrofuleuse on la voit évoluer vers la dégénérescenee caséeuse ou fibreuse comme la granulation typique. Anatomiquement, les deux lésions ne diffèrent point, cela est exact, il y a identité parfaite entre le nodule tuberculeux typique, le tubercule du lupus, le tubercule des arthrites et des gommes cutanées scrofuleuses et cela pour la raison toute simple qu'on ne considère qu'une chose chez le scrofuleux comme chez le phtisique : c'est le tubercule. Si en effet les scrofuleux atteints de lupus, de gommes ou d'arthrites, présentent les lésions caractéristiques de la tuberculose cela tient à ce que ces scrofuleux sont devenus tuberculeux. Il faut dès ce moment, de ces scrofuleux, faire des tuberculeux et ne pas vouloir faire de leurs lésions de tuberculose des lésions de scrofule. « Ainsi il faut bien le dire la scrofule n'est pas la tuberculose » (Bouchard). A la scrofule appartiendra tout ce qui n'est pas de la tuberculose, il restera à la scrofule toutes les lésions superficielles, tenaces néanmoins, de la peau des muqueuses, qui témoignent bien de l'état de déchéance de l'organisme, vis-à-vis de toutes les causes d'infection. Le fait que de nombreux scrofuleux prennent la tuberculose ne permet de conclure qu'une chose, c'est que la scrofule est une des manières de viciation organique qui mènent à la tuberculose ; c'est que le milieu humoral scrofuleux, est un de ceux qui font cesser l'immunité vis-à-vis de la bacillose.

On sait, depuis Morton, que le diabète est une cause fréquente de tuberculose et on peut dire que presque la moitié des diabétiques sont atteints de tuberculose pulmonaire. Elle est de beaucoup plus fréquente du reste chez les diabétiques pauvres, chez qui les fatigues, l'alimentation insuffisante s'ajoutent à la débilitation du diabète.

A quelle modification de l'organisme faut-il attribuer cette invasion si fréquente du bacille tuberculeux. Le diabète étant une maladie débilitante par excellence, c'est à l'affaiblissement du malade qu'il faut évidemment rattacher l'influence phtisiogène du diabète. On a dit aussi que l'état d'hyperglycémie du sang et des humeurs est une condition très favorable à la culture du bacille, Roux et Nocard ont en effet établi que les milieux sucrés étaient excellents pour la culture du bacille tuberculeux. Quoi qu'il en soit c'est au ralentissement de la nutrition, à l'activité amoindrie des élaborations organiques, à la bradytrophie (Landouzy) en un mot, qu'il faut faire jouer le rôle capital.

AFFECTIONS DU TUBE DIGESTIF

L'influence des maladies du tube digestif, qui empêchent l'économie de réparer ses pertes, et de maintenir son état de résistance, doit être mise au premier rang parmi les causes prédisposant à la phtisie. M. Peter insiste sur la fréquence de la tuberculose dans le rétrécissement simple ou cancéreux de l'œsophage. Lebert et Jaksch ont rencontré la phtisie dans le tiers des cas d'ulcère simple, et dans le cinquième des cas de cancer de l'estomac. M. Bouchard a montré que la fréquence de la tuberculose consécutive à la dilatation de l'estomac est très grande.

Chez les enfants, les entérites chroniques aboutissent fréquemment à la tuberculisation. Chez les adultes, la diarrhée « de longs cours », comme l'avaient remarqué les anciens est souvent la cause d'affaiblissement la plus évidente. Une diarrhée négligée n'est guère moins redoutable qu'un rhume négligé (Fonssagrives).

Pour M. le professeur Peter, c'est la débilitation qui résulte de l'insuffisance de l'alimentation et de l'assimilation qui peut expliquer en pareil cas, la tuberculisation.

« L'inanitiation par les voies digestives », jointe à un air confiné, vicié, produit la misère physiologique et crée la prédisposition tuberculeuse.

La vie urbaine agit dans le même sens. La débilitation de l'individu sous l'influence des infractions multiples à l'hygiène, l'air insuffisant et vicié, placent l'économie dans un état de débilitation spéciale. « La « vie urbaine, c'est tout simplement la lutte contre la vie, la conspi- « ration de l'étiolement, dit M. Peter. Donnez moi un marais, puis un « organisme humain, et je vous rendrai une fièvre intermittente ; eh « bien ! donnez-moi une grande ville avec son hygiène dépravée et je « vous rendrai une population de tuberculeux. Tel refuserait avec

« horreur de boire de l'eau de l'égout collecteur qui respire sans « sourciller l'air d'une salle de concert ou de théâtre, véritable égout « aérien ». L'air défectueux en quantité et en qualité, cet air ruminé, prérespiré (Mac Cormac), devient insuffisant pour entretenir l'hématose, l'inanitiation par les voies respiratoires en résulte et l'organisme s'affaiblit, de la même façon que dans l'inanitiation par les voies digestives.

C'est encore à l'inanitiation par les voies respiratoires qu'il faut rattacher la fréquence de la bacillose chez les malades atteints de rétrécissement acquis ou congénital de l'artère pulmonaire.

TRAUMATISME

Un violent traumatisme s'exerçant sur la paroi thoracique a pu parfois amener de telles modifications dans le parenchyme pulmonaire que la tuberculose éclate.

M. Rendu rapporte dans ses cliniques l'observation d'un malade qui, trois ans auparavant, avait reçu une violente contusion du thorax suivie de pleurésie et qui présenta plus tard des signes de tuberculose et des bacilles. Le traumatisme a pu suffire à mettre le malade dans des conditions de résistance moindre, ce qui a constitué la prédisposition à la bacillose. Tout le monde en effet, remarque M. Rendu, absorbe plus ou moins le bacille phtisiogène et heureusement fort peu deviennent phtisiques. La contusion a donc été ici le facteur éloigné de la tuberculose. Teissier, Denucé, Lebert, Potain, Jaccoud, Verneuil, Mendelsohn ont également relaté des phtisies traumatiques.

Il faut citer encore la phtisie des mariniers du Rhône observée par Perroud. Ces mariniers emploient pour faire avancer leur bateau une longue perche, le harpi, dont ils appuient l'extrémité à la région sous-claviculaire. Les pressions répétées de cet instrument sur le haut du thorax amènent au sommet du poumon des congestions qui favorisent l'invasion de la phtisie.

ALCOOLISME

Une cause de débilitation très active pour la tuberculisation résulte de l'alcoolisme. La phtisie acquise, chez l'ouvrier des villes, ne reconnaît souvent pas d'autre cause prédisposante que l'alcoolisme. Sous l'influence de l'alcool, la muqueuse des voies digestives est bien vite altérée, les troubles nerveux dépriment tout l'organisme, le sang, les humeurs de l'économie et surtout le mucus bronchique ne deviennent-ils pas par le fait qu'ils sont imprégnés de molécules alcooliques plus favorables au développement du bacille? (Alison.)

Magnus Huss, le premier, a noté qu'à l'autopsie des alcooliques, on trouvait très fréquemment des tubercules pulmonaires. M. H. Mackenzie (1) dans une série de 75 autopsies d'alcoolisés, a toujours trouvé des lésions tuberculeuses. Dans 67 cas, les poumons étaient surtout atteints ; dans les autres, les lésions tuberculeuses avaient envahi le péritoine et la plèvre.

Sur 67 tuberculoses du poumon, 10 seulement pouvaient être rattachées à l'hérédité. L'auteur conclut de ces observations que chez les alcooliques, alors même que les troubles digestifs et nerveux semblent seuls exister, il faut toujours rechercher l'état du poumon, et examiner les crachats.

De curieuses observations montrant les rapports de la tuberculose et de l'alcoolisme, ont été recueillies à la campagne, dans un milieu où, à part l'abus de l'alcool, les conditions hygiéniques étaient satisfaisantes. Le Dr Alison (2) a trouvé sur 34 phtisies acquises, chez des hommes actifs de la campagne, 18 alcooliques avérés ; aussi conclue-t-il, que, loin de prémunir l'organisme, comme on l'avait dit, il n'y a rien de plus à redouter pour un alcoolique, exerçant une profession active et vivant au milieu de phtisiques, que la tuberculose pulmonaire. La cirrhose hépatique frapperait au contraire les alcooliques sédentaires.

Ainsi chez l'adulte, le rôle de la déchéance organique du terrain est capital dans l'étiologie du processus tuberculeux telle qu'elle nous apparaît aujourd'hui. Le nœud de la question doit donc être cherché dans l'étude de la résistance de l'économie à l'agent infectieux, et des causes qui font perdre cette résistance.

Il en est de même pour la tuberculose infantile.

(1) *Brooklyn med. Journal*, 1892.

(2) *Archives de médecine*, 1888.

TUBERCULOSE HÉRÉDITAIRE

L'hérédité de la phtisie est un des faits les mieux établis de l'histoire de la tuberculose. Les anciens médecins disaient que l'hérédité est la cause la plus certaine de la tuberculose. Leudet, dans une statistique très étudiée, a établi que sur 214 familles de phtisiques, 118 présentaient des antécédents héréditaires indiscutables.

Mais quel-est le mécanisme intime de l'hérédité tuberculeuse? Les bacilles peuvent-ils traverser les vaisseaux du placenta et infecter le fœtus. Les premiers travaux de Landouzy et Martin tendaient à établir que chez les animaux le passage des bactéries est possible à travers le placenta et qu'on retrouve des microbes dans les organes du fœtus. D'autres preuves de la transmissibilité ont été données par Johne (1). Un fœtus de 8 mois, né d'une vache atteinte de tuberculose avancée, présenta dans le lobe inférieur du poumon droit, un noyau gros comme un pois avec quatre centres caséeux. Le foie contenait de nombreux tubercules miliaires. Chauveau, Bang, Adam, Csokor, ont publié des cas analogues où ils ont trouvé chez le fœtus des tubercules, et le bacille de Koch. Toutefois ces cas sont l'exception. Le passage des bactéries à travers le placenta est rare. Il faut que la tuberculose dure depuis longtemps, que le placenta présente des lésions profondes, des extravasations sanguines. Les anomalies de la circulation sont nécessaires pour que ce passage ait lieu.

Les expérimentateurs n'ont pas réussi d'autre part à réaliser ce passage du bacille de la mère au fœtus.

Sanchez Toledo a injecté une culture pure dans la jugulaire de femelles de cobayes pleines. Ces animaux meurent phtisiques, tantôt avant, tantôt après la fin de la gestation. Les encemensements faits avec le sang, le foie et la rate des fœtus de ces cobayes, nés de mères tuberculeuses, les inoculations mêmes, n'ont pu établir la présence de bacilles. Il en a été de même lorsqu'on rendait la mère tuberculeuse par injection intra-pleurale ou sous-cutanée. Au total, les expériences ont porté sur 35 femelles et 65 fœtus. Dans aucun cas le petit n'est né tuberculeux, il faut donc conclure qu'il s'infecte après la naissance par contact avec la mère.

(1) *Lancet*, 6 mars 1886.

Les expériences de Galtier (1) tendent aux mêmes conclusions que celles de Sanchez Toledo : Inoculant le virus tuberculeux à des femelles de cobayes à une époque plus ou moins avancée de la gestation, il a pratiqué des inoculations avec les organes des fœtus tués à leur naissance.

Sur 9 expériences il n'a obtenu aucun résultat positif.

Dans une deuxième série de recherches, il a pratiqué des inoculations au début de la gestation, puis conservé les petits pour les faire vivre avec leurs mères tuberculeuses. Une lapine, inoculée le 15e jour après l'accouchement, eut 5 petits. Trois sur cinq, qui tous avaient été allaités par elle, devinrent tuberculeux.

Enfin, en inoculant par voie intra-veineuse une lapine 4 à 5 jours après l'accouplement, et en faisant des inoculations avec les organes des petits, on ne décela aucune lésion tuberculeuse, tandis que la mère mourut plus tard de tuberculose.

Néanmoins, on connaît des observations où une mère phtisique au 3e degré et qui mourut quelques semaines après l'accouchement accoucha d'un enfant, dont la peau et le tissu cellulaire étaient infiltrés de gommes tuberculeuses.

Le mémoire de Landouzy et Queyrat d'autre part, ne laisse point de doute sur la possibilité de l'inoculation intra-utérine. On connaît également l'observation de M. Charrin :

Un enfant né à 7 mois 1/2 d'une mère phtisique présenta des tubercules dans les ganglions mésentériques, les poumons, le foie, la rate.

La question si controversée encore de l'hérédité de la tuberculose est résolue par M. Arloing plutôt en faveur de l'hérédité de la prédisposition que par l'hypothèse de l'hérédité directe du germe. Il paraît fort peu probable au savant lyonnais que le germe transmis de la mère ou du père au fœtus, demeure latent pendant de longues années après la naissance et que l'enfant puisse tolérer ce germe sans le moindre symptôme.

Cohnheim admet que les bacilles restent dans l'organisme inoffensifs, jusqu'à ce que sonne l'heure souvent très tardive de leur pullulation, et de leur envahissement. « Nous croyons que si, par exception, les ascendants transfèrent aux descendants la graine de la tuberculose, d'ordinaire ils lèguent surtout le terrain propre à la ger-

(1) *Congrès pour l'étude de la tuberculose*, 1888.

mination de cette graine. Certes, si le bacille est la condition indispensable de la tuberculose, il n'en est pas la condition suffisante, il faut que l'organisme consente à l'invasion, qu'il offre un sol favorable où les germes puissent pulluler » (1).

Quoi qu'on en ait dit, il faut donc, en pratique, revenir à la formule de M. Peter : « On ne naît pas tuberculeux, on naît tuberculisable ». La mère ne transmet pas le bacille en nature à son fœtus, mais seulement la prédisposition à recevoir le germe. Ce n'est point la maladie qui est héréditaire, a-t-on dit, c'est le malade qui est héréditaire. L'enfant reçoit de ses parents un organisme déchu, une viciation organique spéciale, un ensemble d'attributs physiques, chimiques et dynamiques, qui font son aptitude à la tuberculose. De nombreux arguments plaident en faveur de cette manière de voir.

En premier lieu, la tuberculose congénitale est d'une extrême rareté, et la tuberculose devient de plus en plus commune à mesure qu'on s'éloigne de la naissance. Boltz a donné une intéressante statistique qui repose sur 2,576 autopsies d'enfants faites à Kiel de 1875 à 1889. On a trouvé 424 cas de tuberculose.

Les proportions suivant l'âge sont les suivantes :

Enfants mort-nés	0	pour 100
De 0 à 4 semaines	0	—
De 5 à 10 semaines	0,9	—
De 3 à 5 mois	8,6	—
De 5 à 12 mois	18,3	—
De 1 an à 2 ans	26,8	—
De 2 à 3 ans	33	—
De 3 à 4 ans	29,6	—
De 4 à 5 ans	31,8	—
De 5 à 10 ans	34,3	—
De 10 à 15 ans	30,1	—

Cette statistique montre que la tuberculose devient de plus en plus fréquente, à mesure qu'on s'éloigne des premières années.

Ce devrait être l'inverse si le bacille était directement transmis de la mère au fœtus, et restait quelque temps à l'état latent.

Du reste, pour que la transmission placentaire soit possible, il faudrait : 1° que le sang de la mère contienne habituellement des

(1) Reclus. *Traité de chirurgie.*

bacilles ; 2° que les micro-organismes puissent passer de la mère au fœtus, par la circulation placentaire (Grancher et Hutinel).

Or, on sait qu'à part les cas de granulie, la présence du bacille dans le sang est exceptionnelle. Les recherches expérimentales faites par M. Vignal à la Clinique d'accouchement permettent de conclure dans le même sens.

Les inoculations qu'il a pratiquées avec les organes de nouveau-nés de tuberculeuses, n'ont dans aucun cas transmis la bacillose aux animaux en expérience.

Bien qu'il ait démontré expérimentalement l'infection tuberculeuse intra-utérine dans quelques cas, M. Landouzy soutient aujourd'hui, que la transmission de la tuberculose par graine est fort rare : Il croit que dans la plupart des cas, il existe des états dystrophiques, transmis par les générateurs et qui font de leurs descendants des candidats à la tuberculose (1).

Les conclusions de M. Malvoz sont identiques ; je crois, dit-il, qu'en parlant d'hérédité de la tuberculose on doit envisager, bien plutôt le fait de la prédisposition par affaiblissement de la nutrition, que celui d'une véritable contamination bacillaire, effectuée déjà pendant la vie intra-utérine. Ce dernier mode d'infection doit être rare.

Si l'enfant du phtisique ne reçoit point directement le bacille tuberculeux, pour quelle raison présente-t-il cette réceptivité spéciale pour la tuberculose ? C'est qu'il naît avec la prédisposition particulière qui le fait facilement tuberculisable. Si l'hérédo-contagion est rare, l'hérédo-prédisposition est, au contraire, extrêmement fréquente. L'intéressante statistique de M. Hutinel, établit d'une façon incontestable que la transmission de la phtisie n'est point fatale ; que l'hérédo-prédisposition peut être modifiée par l'hygiène et la résistance de l'organisme, obtenue par la vie à la campagne. Les nombreux enfants de phtisiques que l'Assistance publique envoie en province et qui ne sont plus en contact avec leurs parents, et exposés à la contagion, mais soumis à une hygiène convenable et à une nourriture suffisante, ne deviennent qu'exceptionnellement tuberculeux.

Le travail de M. Hutinel confirme par la clinique les expériences de M. Vignal. Il admet comme certaines quelques observations récentes de tuberculose congénitale, mais elles ne sont pas fréquentes.

(1) LANDOUZY. *Congrès de la tuberculose*, 1891.

Sur 102 enfants nouveu-nés, il n'a constaté à l'autopsie que 3 cas de tuberculose. Au bout d'un an, de deux ans, la proportion est bien plus élevée. Cette augmentation ne cadre point avec l'idée de la tuberculose congénitale. Sur 18,000 enfants recueillis par l'Assistance publique et envoyés à la campagne, on n'a pu trouver que 16 tuberculeux. Or la plupart sont des enfants de tuberculeux, et tout en ne considérant pas cette proportion comme absolument exacte, M. Hutinel en dégage la conclusion que la tuberculose est rarement héréditaire, et que les mauvaises dispositions transmises par les parents se transforment par les conditions d'hygiène (1).

Mais tandis que l'organisme reste sain, dans son état général, un organe peut s'affaiblir, devenir un lieu de moindre résistance, où pourra se fixer le bacille. L'inflammation et le traumatisme altèrent souvent un tissu, qui avait été jusque-là dans des conditions de résistance suffisante, et créent ces tares locales, qui « font un lit à la tuberculose ».

C'est ainsi que Schüller (2) a pu provoquer des arthrites tuberculeuses chez des animaux infectés en soumettant les articulations à des contusions, à des entorses. La lésion se produit tout aussi bien, que l'infection ait été produite par inhalation ou qu'elle ait été plus directe. D'autre part les chirurgiens connaissent bien l'influence d'un traumatisme sur l'apparition de la coxo-tuberculose, entre autres.

Lücke attribue au refroidissement un rôle des plus importants dans l'éclosion des lésions tuberculeuses. La diminution brusque de la circulation cutanée déterminerait par contre coup, dans les viscères, des congestions intenses, très favorables à la fixation du bacille tuberculeux, et à l'éclosion des inflammations spécifiques (3).

(1) *Congrès de la tuberculose*, 1891.

(2) *Experimentelle u. histologische Untersuchumgen ueber Entstehung der skrophulösen u. tuberkulosen Gelenkleiden*, Stuttgart, 1880

(3) SENN *Bactériologie chirurgicale*, édition française, p. 33

Voies génitales

L'étude bactériologique des sécrétions morbides, a établi que la plupart des inflammations des voies génitales étaient d'origine infectieuse.

On sait quel rôle actif, les streptocoques, et les staphylocoques surtout, jouent dans les vulvites, vaginites, métrites et suppurations pelviennes. Mais il faut admettre que ces micro-organismes ont une virulence très variable, car on sait aujourd'hui qu'à l'état sain, les premières voies génitales abondent en micro-organismes, de caractères morphologiques, identiques aux streptocoques et aux staphylocoques virulents.

Les recherches de Haussmann, de Küstner, de Lomer, de Bümm, de Winter, qui ont étudié les microbes des voies génitales de la femme puerpérale et non puerpérale, nous ont fait bien connaître les espèces microbiennes qui habitent le vagin et le col utérin de la femme saine. Winter a résumé et contrôlé les travaux de ses prédécesseurs, en recherchant l'état bactériologique des pièces fraîches, provenant des nombreuses opérations d'hystérectomies et de salpingectomies pratiquées à la clinique de Berlin.

Il faut admettre, avec ce bactériologiste, dans les voies génitales de la femme saine deux zones, une zone bactérienne, qui comprend le vagin et le col, et une zone aseptique (cavité utérine et trompes). Dans la moitié des cas observés, il a rencontré des micro-organismes pathogènes dans la première région : trois espèces de staphylocoques, staphylococcus pyogenes aureus, albus, citreus, et divers genres de streptocoques. Ces microbes apparaissent du reste dans le vagin, dès les premiers jours de la vie.

Strogonoff (1) a examiné le mucus vaginal de petites filles âgées, de 5 heures à 8 jours. Il a constaté qu'au moment de la naissance tout micro-organisme fait défaut, mais que les jours suivants,

(1) *Vratch*, n° 20, 1892.

leur nombre va rapidement en augmentant. On trouve des bacilles dès le premier bain. Le mucus vaginal de l'enfant est un milieu favorable à la prolifération microbienne, mais chez la petite fille saine aucune des espèces trouvées n'était pathogène.

Des inoculations faites par Winter, avec les cultures des microbes pris sur des femmes saines, ont montré ce fait intéressant, que les staphylocoques domestiqués en quelque sorte par leur habitation dans les voies génitales, ne sont point pathogènes. Il y a là une sorte de microbisme latent qui pourra nous expliquer bien des *infections et inflammations :* Maladies qui paraissent spontanées au premier abord, mais qui sont dues à n'en pas douter à la reprise de virulence de ces micro-organismes. Il y a dans les inflammations génitales quelchose d'analogue à ce que nous avons vu pour les infections pulmonaires. Nous savons que le pneumocoque, qui va faire la pneumonie dans certaines conditions spéciales, préexiste presque toujours dans la bouche ou dans les voies respiratoires supérieures; or, nous savons que les micro-organismes abondent également dans les premières voies génitales, restant là inoffensifs, en saprophytes, jusqu'au moment où une cause occasionnelle quelconque, une altération des sécrétions ou une rétention placentaire, vient ouvrir la porte à la virulence du microbe. Il y a là, dit M. Pozzi, un exemple d'atténuation spontanée de bactéries, qui est des plus remarquables et des plus heureux, mais il est vraisemblable que la virulence peut leur être rendue très rapidement, dans certaines conditions favorables.

Il s'agirait ainsi d'une infection virtuelle n'ayant pas encore existé et attendant pour se développer que le milieu de physiologique devienne pathologique. L'auto-infection se réduirait alors à une question de bouillon de culture, dès que la modification des fonctions et des liquides de l'organisme serait suffisante, la virulence réapparaîtrait plus ou moins active.

L'inflammation doit, en effet, être regardée comme la réaction phagocytaire de l'organisme contre les agents bactériens irritatifs, qui tendent à l'envahir (Metchnicoff). Il faut donc bien distinguer les inflammations génitales proprement dites des congestions. Les congestions actives ou passives sont des phénomènes purement vasculaires, sous l'influence d'actions vaso-motrices plus ou moins intenses. L'inflammation au contraire, est de nature infectieuse. Les vulvites, vaginites, métrites et salpingites sont sous la dépendance d'agents infectieux tels que streptocoques, staphylocoques, etc. Les congestions de l'appareil génital dépendent par contre uniquement d'un trouble circulatoire, qui peut n'être que transitoire. Mais ce qui a fait confondre ces deux termes de la maladie, c'est qu'en pathologie génitale surtout la congestion n'est souvent que le premier stade, l'état préparatoire de l'organe à l'infection, puis à l'inflammation.

Il est indéniable que la congestion utérine, l'hyperhémie prolongée des muqueuses ouvre la porte à l'invasion microbienne, impossible jusque-là, et crée ainsi la métrite.

D'autre part, quand l'infection bactérienne est faite, la congestion l'aggrave et la rend plus profonde; le microbe, y trouve une vitalité plus active et une virulence exagérée.

VULVITES

Des plus intéressantes au point de vue pathogénique sont les vulvites des petites filles affaiblies. La source de ces inflammations n'est presque jamais vénérienne. Elle est due vraisemblablement au développement de simples saprophytes, chez les enfants affaiblis et dont l'hygiène est négligée; d'ordinaire la muqueuse des organes génitaux externes est mise en état de réceptivité par une maladie déprimante ou un exanthème tel que la rougeole, la scarlatine, qui a affaibli tout l'organisme et amené la chute de l'épithélium de la muqueuse. Sous ces influences, les microbes pathogènes, quoique inoffensifs, atténués (Winter), reprennent leur virulence et trouvent dans l'irritation locale le bouillon de culture favorable à leur propagation.

M. Comby a pu examiner 150 cas de vulvo-vaginites (1) des petites filles qui se répartissent ainsi :

De 13 mois	1 cas
13 — à 2 ans	20 —
2 ans à 5 —	48 —
5 — à 10 —	30 —
10 — à 13 —	46 —

Une fois la rougeole, deux fois la fièvre typhoïde, une fois la scarlatine, deux fois la varicelle et une fois la grippe avaient précédé la

(1) Comby. *Société médicale des hôpitaux*, 17 juillet 1891.

vulvite. L'inflammation n'était qu'une complication tardive, infection secondaire au cours d'un mauvais état général.

La forme chronique de la vulvite des petites filles s'observe surtout chez les petites anémiques, pâles et scrofuleuses, l'écoulement vaginal est clair, peu abondant, la réaction est à peine accusée; mais la durée de la maladie est très longue et les rechutes sont fréquentes. Chez les filles très cachectisées, les complications par propagation de la vulvo-vaginite ont été observées.

On connaît le cas de Sänger : une petite fille de trois ans et demi fut atteinte de pelvi-péritonite par extension de la suppuration vulvaire. Welander a observé une petite fille de 5 ans qui mourut également de péritonite généralisée à la suite de vulvite. On observe assez fréquemment des cas de ce genre aux autopsies médico-légales de la Morgue.

Malgré leur gravité, ces inflammations aiguës n'ont rien de blennorrhagique. On a bien signalé dans ces écoulements des microbes tout à fait semblables aux gonocoques, mais ces examens bactériologiques ne peuvent point trancher la question, car MM. Vibert et Bordas, dans des cas analogues, ont fait une double constatation fort intéressante : les individus soupçonnés de tentative de viol, n'avaient aucun écoulement blennhorragique et on ne trouvait dans leur urèthre aucun microbe analogue au pseudo-gonocoque des vulvites.

De leur étude il résulte (1) que le moment n'est pas encore venu, d'introduire en médecine légale la notion du gonocoque. Ces auteurs décrivent les diplocoques qui ont les mêmes caractères que ceux assignés aux gonocoques.

Dans six cas de vulvites dues à une autre cause que la blennorrhagie, ils ont décelé des diplocoques semblables, de tous points aux gonocoques.

La culture du gonocoque, pas plus que les caractères et la décoloration spéciale indiquées par Roux, ne permettent de différencier le micro-organisme d'une façon certaine.

Donc actuellement, dans aucun cas l'expert n'est autorisé à affirmer la nature blennorrhagique d'une vulvite en se basant sur l'examen bactériologique même le plus minutieux. C'est également l'opinion

(1) Vibert et Bordas. Du gonocoque en médecine légale. *Gazette des hôpitaux*, 9 juin 1890.

de M. Comby. Si le gonocoque a été constaté dans les écoulements blennorrhagiques, dit-il, ce microbe l'a été également dans les liquides normaux du vagin et de l'urèthre. Sa présence dans le pus des leucorrhées ne prouve rien.

M. Rendu pense également qu'on peut voir apparaître des vulvites intenses chez les fillettes fatiguées. Il n'est pas indifférent que l'enfant soit scrofuleuse, « car dans l'étiologie de ces accidents, « comme dans l'étiologie de la teigne faveuse il y a lieu de tenir « compte du terrain, et je crois pour mon compte qu'il y a une infi- « nité de microbes pouvant produire la leucorrhée » (Rendu).

GANGRÈNE DE LA VULVE

Parrot a étudié une variété spéciale de vulvite qu'il a nommée vulvite aphteuse, et qu'il a vue succéder à la rougeole 39 fois sur 56 cas. Cette vulvite serait très souvent le prodrome de la gangrène.

Nous avons déjà dit que la gangrène de la bouche pouvait être sous la dépendance d'un grand nombre de micro-organismes, et qu'aucun d'eux n'était spécifique : il en est de même pour la gangrène de la vulve.

Les nombreuses bactéries qui existent à l'état normal à l'orifice vulvaire, en présence de l'irritation intense des parties et du peu de résistance des tissus, prennent une virulence exceptionnelle et amènent le sphacèle de la muqueuse, la gangrène du tissu cellulaire, etc.

C'est ce qu'on observe chez les petites filles à la suite du typhus, de la rougeole ou de la scarlatine.

En présence du mauvais état général, de l'accumulation des sécrétions, et de liquides pathologiques au niveau de la vulve, la moindre inflammation, une vulvite légère, qui dans de bonnes conditions hygiéniques, aurait guéri en peu de jours, peut donner lieu à la gangrène.

C'est par la même étiologie que se produit encore la vulvite gangreneuse des petites filles débiles et scrofuleuses.

VAGINITES

Les mêmes conditions organiques qui mettent la vulve en état de réceptivité, agissent évidemment sur le vagin, d'où la fréquence des vaginites, accompagnant les vulvites. Les vaginites des jeunes sujets se propagent avec d'autant plus de facilité que les sécrétions retenues dans le vagin, sont un excellent terrain pour la prolifération de l'agent infectieux.

La présence d'un hymen à orifice étroit, retenant les sécrétions dans la cavité vaginale, et accumulant le sang menstruel dans une sorte de cul-de-sac rétro-hyménéal, peut devenir une cause active d'infection, et de vaginite non spécifique chez les petites filles et chez les vierges (Pozzi).

Une cause de vaginite fréquente chez les femmes, est le séjour prolongé d'un pessaire dans le vagin. Si les soins de propreté ne sont pas minutieux, le pessaire aseptique par lui-même, ne tarde ps à provoquer un état d'irritation plus ou moins intense des parois vaginales, et les microbes saprophytes, qui abondent dans le 1/3 supérieur du vagin, trouvent des conditions très favorables au développement de leur virulence, dans l'accumulation des sécrétions, la prolifération épithéliale et la congestion vaginale, d'où résulte une sécrétion purulente plus ou moins abondante.

Il faut tenir compte également dans l'étiologie des vaginites, de toutes les causes d'hyperhémie qui permettent le développement rapide des germes inoffensifs.

C'est ainsi que la stase sanguine, due aux maladies du cœur et du foie, à la pression des tumeurs abdominales et même l'exposition au froid interviennent.

MÉTRITES

Les métrites ne sont bien souvent que la propagation de l'inflammation du vagin à l'utérus.

C'est ainsi que nous avons vu que les vulvo-vaginites des petites filles pouvaient gagner l'utérus, les trompes, et déterminer des péritonites.

Cette propagation s'explique par le fait que le mauvais état de l'organisme entretient du côté de la muqueuse utérine une congestion, et des troubles sécrétoires analogues à ceux observés du côté du vagin, et qui ont créé l'inflammation. La débilitation générale qui amoindrit la vie des cellules, ne peut-elle, en entravant le phagocytisme, « lever la barrière qui éloigne les germes de la cavité utérine et les maintient dans une région où ils restent inoffensifs ». Ainsi peut s'expliquer l'influence non douteuse des maladies, des fièvres éruptives en particulier, des excès génitaux, entraînant une congestion prolongée des organes du petit bassin, sur les infections utérines.

Les micro-organismes sont en effet prêts à envahir la cavité utérine, dès que l'organisme faiblit. Winter a montré par l'examen de 30 utérus indemnes de métrite, que la cavité utérine saine ne renferme pas de microbes. Au voisinage de l'orifice interne il en a rencontré dans la moitié des cas. Des recherches bactériologiques portant sur 20 femmes pour déterminer l'état du canal cervical, l'auteur conclut que la cavité cervicale d'une femme bien portante, contient de nombreuses bactéries, mais que l'orifice interne est fermé à l'état normal, ne laisse point pénétrer les liquides vaginaux, et s'oppose à la pénétration des matières septiques.

La congestion menstruelle si elle est troublée dans sa marche ou prolongée outre mesure par un refroidissement ou un traumatisme peut également préparer le terrain à l'infection, et on sait que c'est souvent à la suite d'une période menstruelle que la métrite apparaît.

Il est d'autres conditions toutes mécaniques qui modifient profondément la muqueuse utérine en amenant des accumulations de sang ou de sécrétions dans l'utérus, provoquent la métrite : tels sont les polypes, les fibromes, les antéflexions et rétroflexions exagérées ; tous états qui amènent l'irritation et l'affaiblissement de la muqueuse et ouvrent la porte à l'infection. Mais ces influences n'agissent pas seulement sur les microbes non spécifiques, l'infection blennorrhagique est soumise à des variations considérables suivant l'état de l'organisme.

A l'époque de la menstruation le terrain devient plus favorable à l'évolution gonococcique et l'élément microbien qui sommeillait jusque-là peut se réveiller au moment de la congestion cataméniale.

On connaît de nombreuses observations où la virulence du gonocoque latente depuis longtemps, s'est réveillée sous l'influence de la congestion menstruelle. Des femmes atteintes de blennorrhagies anciennes, éteintes, qui pendant une longue période n'ont point été virulentes transmettent la blennorrhagie dans un rapport voisin des règles.

On connaît également la formule humoristique de Ricord pour attraper une blennorrhagie. Toutes ces conditions pathogéniques invoquées, montrent bien le rôle des causes occasionnelles et de l'organisme. Mais dans ces cas, encore, il est probable qu'il ne s'agit que d'un réveil de la vitalité et de la virulence des gonocoques, qui ont pénétré dans les culs-de-sac glandulaires du col utérin où ils ne déterminaient point de phénomènes appréciables, jusqu'au jour où l'irritation mécanique est survenue ; l'hyperhémie fonctionnelle a amené le réveil d'un microbisme latent.

Il en est de même pour les infections utérines non spécifiques ; on sait que les métrites des jeunes femmes lymphatiques s'améliorent rapidement, à mesure que l'état de l'organisme se relève, que l'hygiène, les conditions de résistauce de l'économie deviennent meilleures. On voit ces femmes, qu'un séjour à la campagne avait débarrassées de leur écoulement, perdre à nouveau du muco-pus dès qu'elles reprennent leurs fatigues et reviennent à une mauvaise hygiène.

SEPTICÉMIES PUERPÉRALES

Nous avons vu que les bactériologistes ont trouvé dans le vagin et le canal cervical de la femme non gravide un certain nombre de bactéries pathogènes. Les examens pratiqués chez la femme gravide ont montré que les germes augmentaient de nombre sous l'influence de la grossesse.

Samschin plus récemment a examiné le mucus de femmes grosses, au point de vue bactériologique. Il a opéré sur des femmes n'ayant aucun écoulement pathologique, qui n'avaient point été explorées. Il s'entourait de toutes les précautions possibles pour éviter les contaminations extérieures. Sur les cinq femmes qu'il a examinées, il a trouvé chez toutes des cocci en plus ou moins grand nombre et des bacilles immobiles, qu'il n'a pu caractériser exactement.

Steffek est arrivé à des résultats analogues.

Ainsi chez la femme gravide le vagin est rempli de microbes pathogènes, et sous l'influence de la congestion puerpérale, il se fait une prolifération considérable des micro-organismes vulgaires ou spécifiques.

Bumm a fait la curieuse constatation que les gonocoques prenaient un développement rapide, et regagnaient une virulence très active sous l'influence de la grossesse, alors que l'infection blennorrhagique paraissait depuis longtemps éteinte.

La vaginite des femmes enceintes, n'est quelquefois que le réveil d'une blennorrhagie ancienne et latente.

Le plus souvent cependant cette vaginite n'est pas due à des micro-organismes spécifiques, cependant elle donne lieu à des phénomènes inflammatoires intenses, tels que granulations, végétations, suppurations, écoulements plus ou moins abondants. Il s'agit dans la majorité des cas d'infections banales par les staphylocoques ou les streptocoques, qui habitent normalement le vagin, et acquièrent une virulence très active sous l'influence de la congestion de la muqueuse et de l'accumulation des sécrétions.

Mais les micro-organismes ne sont pas seulement à la surface des muqueuses, chez les femmes qui ont déjà eu des métrites, des cervicites en particulier avec des kystes, et des suppurations des glandes du col, il persiste indéfiniment dans les culs-de-sac glandulaires des micro-organismes pyogènes, streptocoques et staphylocoques peu virulents à l'état normal. Ces microbes au moment de l'accouchement, à l'occasion de la déchirure du col, qui est presque constante et qui ouvre un certain nombre de glandes, sont mis en liberté, et peuvent euvahir la plaie placentaire.

Ce fait à une importance capitale, car il démontre la possibilité de l'auto-infection après l'accouchement. La plaie qui résulte du décollement du placenta est prédisposée, plus que toute autre large surface contenant du sang et des débris organiques à la putréfaction, et à la pénétration des bactéries. De plus, l'utérus qui vient de subir un traumatisme, qui a été soumis à des tiraillements, à des déchirures de ses veines, de ses lymphatiques, le choc profond de tout l'organisme, mettent les tissus dans des conditions de réceptivité toutes spéciales.

La grossesse avait déjà profondément modifié l'utérus dans toutes ses parties, dans sa muqueuse, dans ses vaisseaux, et ce surcroît d'activité physiologique de tous ses éléments, avait transformé l'organe en une éponge sanguine, prête à recevoir et à cultiver tous les germes.

D'après von Ott, il y aurait une certaine antisepsie pratiquée par la nature au moment même de l'accouchement. Il voit dans la rupture brusque de la poche des eaux, et le puissant nettoyage opéré par le liquide sur les parois vaginales, la raison de l'absence consécutive de microbes dans la plupart des lochies physiologiques.

Le frottement du corps fœtal sur les parois vaginales étalées achèverait d'entraîner toutes les bactéries nuisibles. Après l'accouchement physiologique, lorsque le placenta a été complètement expulsé, l'utérus se contracte et chasse les caillots sanguins qui peuvent se trouver encore dans la cavité utérine. La muqueuse se reforme dans ses couches profondes, et reprend vite une vitalité suffisante pour lutter contre l'envahissement microbien. Cette activité de reproduction de la muqueuse utérine est telle dans certaines espèces animales, que MM. Straus et Sanchez Toledo ont pu injecter dans l'intérieur de la cavité utérine des femelles de lapins, très peu de temps après l'accouchement, des bactéries pyogènes, sans qu'il en résulte aucun accident.

Quoi qu'il en soit, il reste souvent des bactéries dans les glandes du col, et la preuve c'est que, quelque précaution qu'on prenne, l'infection utérine est fatale, s'il reste dans l'utérus un fragment placentaire détaché et ne vivant plus. Dans les cas où le cotylédon du placenta reste adhérent, et continue à vivre par la circulation utéro-placentaire, l'infection microbienne n'a pas lieu.

Ainsi l'infection d'un placenta, à l'état de tissu mort, est impossible à prévenir, les injections, les pansements vaginaux antiseptiques, les lavages intra-utérins même ne parviennent pas à assurer l'asepsie. Fatalement les débris placentaires sont envahis après quelques heures ou quelques jours, et il est probable que l'infection n'a d'autre origine, que la présence de bactéries dans les glandes d'une vieille cervicite, qui trouvent dans le corps utérin, les conditions les plus favorables à leur développement.

Ces faits sont très importants à connaître, car ils démontrent la possibilité d'une auto-infection septicémique. La fièvre puerpérale n'a pas en effet la spécificité qu'on a voulu lui attribuer.

Tout dernièrement, M. Widal a montré dans une excellente thèse, et on admet aujourd'hui que dans la plupart des cas, l'infection puerpérale résulte de l'invasion de l'organisme par le streptocoque pyogène, micro-organisme très analogue à celui de l'érysipèle.

Dans un cas seulement il a isolé un bacille qui n'est autre que le bacille trouvé par Clado dans les urines purulentes, et qu'on sait aujourd'hui ne pas différer du bacterium coli commune.

M. Verneuil rapporte une observation classique bien intéressante au point de vue de l'étiologie des septicémies puerpérales.

Il s'agit d'une femme, atteinte depuis 18 mois, d'une fistule à l'anus, qui devint enceinte et accoucha à terme. Bientôt elle fut prise d'accidents puerpéraux, qui se terminèrent rapidement par la mort. « Et cela, dit M. Verneuil, dans un moment et dans un pays où la fièvre puerpérale était pour ainsi dire inconnue. Il était pour ce cas impossible d'admettre la contagion, si cruellement démontrée plus tard par la mort successive de six autres malheureuses, que la même sage-femme avait sans contestation possible empoisonnées ». Cette femme faisait du pus avec son microbe pyogène, sans dommage pour elle ou pour autrui, et sous l'influence de l'état puerpéral elle a pris la fièvre puerpérale. Il y a là un de ces exemples de parasitisme microbique latent, sur lequel M. Verneuil a souvent insisté.

Les microbes pathogènes restent inactifs, en disponibilité, pour ainsi dire, pendant des mois, des années, ne révélant leur présence par aucun symptôme patent, jusqu'au jour où la cause occasionnelle surgissant, ils arrivent à ébranler la santé et même à la détruire (1).

La femme pendant les suites de couches possède une aptitude spéciale à l'invasion de toutes les espèces bactériennes. L'affaiblissement de tout l'organisme, à la suite d'une hémorrhagie plus ou moins abondante; la contusion souvent profonde du tissu utérin, des veines largement ouvertes, traumatisées et dont la paroi a perdu sa vitalité physiologique. Enfin, l'écoulement lochial avec ses transformations successives, est le bouillon de culture le plus favorable à tous ces germes. D'où la possibilité d'infections, si fréquentes à cette période, infections souvent légères, quelquefois plus profondes qui amènent des phlegmatia alba dolens.

Comme le dit fort bien M. Charpentier : « la femme accouchée

(1) *Académie de médecine,* 23 février 1886.

offre une prise multiple à l'ennemi, qui est resté si l'on veut identique à lui-même, mais dont la force se trouve multipliée par le fait même des conditions dans lesquelles se trouve la femme en couches. Le terrain n'est plus complètement intact, il n'est plus intégralement vivant, il contient en abondance des parties déchues, sang, lochies, débris organiques en voie de désintégration, sans compter que l'organisme a dégénéré d'une façon incontestable, qu'il a perdu sa force de résistance, sa réaction vitale contre les agents extérieurs (1).

(1) *Académie de médecine*, 22 février 1889.

Voies urinaires.

Les voies urinaires normales, faisant partie d'un organisme sain, présentent une immunité remarquable aux infections bactériennes auxquelles elles sont fréquemment exposées.

C'est ainsi qu'on a pu soumettre l'urèthre et la vessie à l'inoculation des microbes pathogènes, sans déterminer aucun accident. Voillemier a laissé pendant une heure dans l'urèthre de deux malades une bougie salie de pus d'un abcès de la cuisse, et d'un abcès ganglionnaire du cou, sans qu'il en résultât d'inflammation du canal. Vélander (1) a cinq fois inoculé sans succès le pus de balanites contenant de petits éléments bacillaires. Zeissl, en 1888, a pris du pus uréthral sécrété à la suite du long séjour d'une sonde à demeure, résultat négatif. L'urèthre reste également indemne bien que traversé par des suppurations formées en amont, d'origine rénale ou vésicale et qui passent avec les urines.

Mais si la muqueuse uréthrale se défend bien à l'étal normal, contre les microbes pyogènes vulgaires, sa résistance n'est point absolue; s'il y a traumatisme, ou que la vitalité de la muqueuse soit modifiée par une cause quelconque, l'infection se produit (2). Les expériences de Legrain (3) montrent bien l'influence de cette irritation traumatique : « une sonde molle trempée dans une deuxième culture sur gélose de micrococcus pyogenes aureus et retournée plusieurs fois dans la fosse naviculaire, n'a déterminé aucune inflammation ».

Le même sonde conduite doucement jusqu'au col de la vessie n'a rien produit non plus. Mais une semaine après, en recommençant les mêmes manœuvres et en retournant plusieurs fois la sonde dans le canal, il détermina la production d'un écoulement séro-purulent peu abondant, qui dura 4 jours et ne s'accompagna d'aucune douleur.

(1) *Gazette médicale de Paris*, 7 juin 1884.

(2) TUFFIER. *Traité de chirurgie*, 1892.

(3) *Les microbes des écoulements de l'urèthre*. Thèse de Nancy, 1888.

BACTÉRIES DE L'URÈTHRE NORMAL

Lustgarten et Mannaberg, Thorkild Rovsing ont étudié l'état bactériologique de l'urèthre normal. Sur 30 sujets n'ayant jamais eu de blennorrhagie, ni d'uréthrite quelconque (15 hommes, 10 femmes, 5 jeunes garçons). Rovsing (1) a trouvé dans 8 cas, des staphylocoques, des streptocoques et des diplocoques. Tous ces micro-organismes décomposent l'urée, et quatre d'entre eux présentent des propriétés pyogènes.

MM. Petit et Wassermann ont fait des recherches très minutieuses sur quatre sujets, en s'entourant de toutes les précautions d'asepsie possibles pour ne pas introduire de microbe étranger dans l'urèthre.

Ils ont décelé dans l'urèthre la présence fréquente de :

5 micrococques ;
6 bacilles ;
2 sarcines ;
2 levûres.

Ces micrococques, par la culture, donnent des staphylocoques et quelques fois des diplocoques, qui ne se décolorent pas par la méthode de Gram. Les inoculations de ces bactéries aux animaux n'ont provoqué aucune maladie, ce qui n'a pas lieu de nous surprendre beaucoup, car dans bien des cas, nous savons que les micro-organismes, peu virulents, en présence d'un organisme sain, ne deviennent point pathogènes.

URÉTHRITES

Si dans la majorité des cas l'uréthrite résulte d'un contage blennorrhagique, et qu'on retrouve par l'examen bactériologique le gonocoque de Neisser ; il est un certain nombre d'uréthrites dues à des éléments bactériens autres que le gonocoque. Dans les inflammations non blennorrhagiques de l'urèthre, on a retrouvé toutes les espèces capables d'engendrer la suppuration.

Ces inflammations bactériennes, qu'Aubert avait bien étudiées dès 1884, peuvent être primitives ou secondaires. Dans quelques cas ces micro-organismes non spécifiques devenant pathogènes, grâce à certains états de l'organisme, agissent en qualité de facteurs pyogènes suffisants et déterminent la suppuration du canal. Legrain a pu colorer dans le pus d'une uréthrite simple des éléments bacillaires, et un diplocoque identique au micrococcus albicans amplus, de Bumm.

Plus récemment, Legrain et Legay (1), étudiant au point de vue bactériologique une uréthrite sans gonocoque compliquée d'épididymite, ont reconnu, cultivé et inoculé un bacille, variété du bacille de Zopfii, un microcoque, microcoque orangé de l'urèthre, et deux espèces de bactéries.

Quelquefois on rencontre dans ces uréthrites simples des éléments microbiens, tout à fait analogues au gonocoque de Neisser.

Tel est le cas d'un malade que nous avons pu observer à l'hôpital du Midi en 1888. Il s'agit d'un jeune garçon entré dans le service de M. le Dr Mauriac, pour un écoulement uréthral, survenu à la suite de manœuvres prolongées de masturbation, et apparu deux jours après.

Ce jeune malade nie avoir jamais eu de rapports avec une femme, et dit n'avoir été exposé à aucune contagion. M. le professeur Straus a pratiqué quatre fois, et à plusieurs jours d'intervalle l'examen bactériologique du pus, il a trouvé toujours des gonocoques typiques, caractérisés par leur forme extérieure, et leur réaction micro-chimique. Des préparations de contrôle faites avec du pus blennorrhagique ordinaire ne présentaient point de différence. M. Straus pense « qu'il « y a là quelque chose d'analogue, à ce qui se passe pour la pneumo- « bactérie de Fraenkel, que le gonococcus de Neisser peut exister « comme hôte inoffensif, et comme simple saprophyte dans le canal « de l'urèthre sain ; et qu'il peut dans ces conditions sous l'influence « d'irritations banales, envahir l'épithélium et provoquer le catarrhe « caractéristique ».

Les propriétés d'un micro-organisme sont on le sait très variables, et peuvent suivant le milieu être susceptibles d'exaltation, ou d'atténuation. Ce sont les modifications de l'organisme au cours d'une maladie générale comme la fièvre typhoïde, par exemple, une attaque de goutte, ou autre état diathésique, qui peuvent permettre au microbe d'acquérir une virulence nouvelle. De même certaines substances, la

(1) Sur un cas d'uréthrite sans gonocoque. *Annales des maladies des organes génito-urinaires*, octobre 1891.

bière entre autres, peuvent créer un état d'irritation spécial de l'urèthre, ce que les Allemands appellent Bier-Tripper (uréthrite de la bière) qui permet aux bactéries vulgaires d'envahir la muqueuse uréthrale, et de simuler la blennorrhagie.

« Cette notion nouvelle des bactéries vivant inoffensives dans l'urèthre sain, mais capables d'acquérir, par des modifications de milieu, des propriétés virulentes et de pénétrer dans les tissus grâce à des lésions irritatives de la muqueuse, permet d'expliquer ces uréthrites simples qu'on appelait autrefois spontanées, et qui surviennent à la suite d'érections vives, de masturbation, ou engendrées par le passage dans l'urine de certains médicaments.

Dans le même groupe que ces uréthrites non spécifiques, il faut ranger toutes ces inflammations de l'urèthre que l'on décrivait autrefois sous le nom d'uréthrites constitutionnelles (scrofule, goutte) ou médicamenteuses, et qui n'ont pour agents pathogènes, d'autres micro organismes que ces bactéries saprophytes, dont l'état particulier de l'organisme et les troubles vaso-moteurs de la muqueuse uréthrale créent la virulence.

On n'oubliera pas toutefois que dans quelques cas, la cause générale et le trouble de l'organisme n'ont fait que réveiller une uréthrite blennorrhagique éteinte et dont les éléments bactériens, depuis longtemps dans un état de microbisme latent, avaient perdu leur virulence.

En somme :

« De par la bactériologie, il faut accepter la pluralité des uréthrites. Et ce point étiologique qui paraissait, en 1879, décidément simplifié et éclairé par la découverte du gonocoque, agent spécifique et exclusif de la suppuration uréthrale se complique à nouveau par la notion des uréthrites bactériennes, que leur brièveté d'incubation ou leur évolution rapide ne distinguent pas toujours de la blennorrhagie, et qui peuvent s'accompagner de cystite et d'orchite (Tuffier).

IMMUNITÉ DE LA VESSIE NORMALE

Les urines normales recueillies directement dans la vessie ne contiennent point de microbes chez l'homme sain. Il se peut toutefois qu'à la suite de certaines infections générales, on retrouve des bactéries en petit nombre dans l'urine, sans que leur présence, la muqueuse vésicale étant saine d'ailleurs, provoque aucun phénomène pathologique. M. Enriquez (1) a eu l'occasion, au cours de recherches bactériologiques faites sur l'urine normale (urines acides sans albumine ni cylindres), de rencontrer des germes chez deux sujets sains ; dans deux autres cas il s'agissait de convalescents. Un sujet atteint d'une angine, examiné par lui émit, des urines qui pendant 15 jours contenaient le staphylocoque doré ; un mois après l'examen bactériologique ne révéla plus de bactéries.

D'autre part l'urine paraît jouir d'un certain pouvoir bactéricide; et l'on sait qu'au cours des maladies infectieuses, l'urine contient peu de germes, alors qu'ils se trouvent fréquemment dans le rein. Ils paraissent donc subir une rapide destruction par leur contact avec l'urine. D'après les recherches de Lehman l'urine exercerait une action nocive remarquable sur les bacilles du charbon et du choléra. Le bacille typhique par contre paraît beaucoup moins sensible à cette action, il en est de même du bacterium coli, qui est la bactérie pyogène la plus fréquente des voies urinaires.

Des expériences ultérieures ont permis de montrer que cette action destructive est due principalement aux phosphates acides que contient l'urine.

Ayant préparé des solutions de ces phosphates de même concentration, que dans l'urine normale, il a vu qu'ils exerçaient une action bactéricide identique. L'urine neutralisée au contraire, se montre habituellement dénuée de propriétés bactéricides. Ainsi l'urine saine dans une vessie saine, n'a aucune tendance à devenir un milieu propice à la culture des bactéries.

C'est ce que la clinique nous montre tous les jours. M. le professeur Guyon (2) a rapporté dans une de ses dernières leçons, les deux observations suivantes, bien démonstratives de ce fait. Il s'agit d'une jeune femme de 24 ans dont la vessie contient en permanence du pus depuis trois ans (ouverture d'une collection pelvienne dans la vessie) et chez laquelle il n'y a point trace de cystite. Le microbe pyogène, en présence d'une vessie normale qui vidait facilement son contenu, n'a point trouvé les conditions nécessaires à son développement, et la muqueuse n'a point été envahie. Telle est encore l'observation d'un

(1) *Société de biologie*, 1891

(2) *Journal de médecine*, 10 décembre 1892. Clinique de l'hôpital Necker.

homme chez lequel la présence du pus a été tolérée plus de 30 années par la vessie sans amener d'infection vésicale. Ce malade, dès l'âge de 31 ans, avait été atteint d'une pyonéphrite calculeuse et, dès le lendemain de l'opération, qui a donné issue au pus par la voie lombaire, l'urine est redevenue claire, la muqueuse vésicale était saine.

M. Guyon et ses élèves ont montré qu'on pouvait sans provoquer de cystite injecter dans la vessie de lapins et de cobayes des cultures pures de microbes pathogènes pour les animaux et pour l'homme, tels que le staphylococcus pyogenes aureus, le streptococcus, la bactérie septique de Clado, étudiée par MM. Albarran et Hallé, sous le nom de bactérie pyogène.

24 et 36 heures après l'injection, on ne retrouvait plus dans les urines les micro-organismes injectés, et les animaux étant mis à mort la vessie et tout l'appareil urinaire était indemne de lésions inflammatoires. Ces expériences montrent donc que sur des vessies normales, la bactérie seule, même virulente, n'est pas suffisante à provoquer l'inflammation vésicale.

CONDITIONS DE RÉCEPTIVITÉ DE LA VESSIE POUR LES MICROBES PATHOGÈNES

Si au contraire, les conditions de résistance, et de vitalité de la muqueuse vésicale sont troublées, si des congestions, des irritations prolongées de la muqueuse par l'urine stagnante se font, l'infection devient facile.

Dans une deuxième série d'expériences en effet, M. Guyon détermine chez le lapin et le cobaye, des rétentions par ligature de la verge et injecte des cultures de microbe pyogène en même temps. On observe le gonflement œdémateux, et le dépoli de la muqueuse, si le lien reste 6 à 12 heures en place.

Lorsque la rétention est de trop courte durée, l'expérience reste négative.

Si la ligature de la verge est prolongée 24 heures, et mieux encore jusqu'à la mort de l'animal la cystite est constante.

La réceptivité de la vessie est donc en raison directe du degré et de la durée de la rétention. L'explication est facile à donner. La rétention produit la stase de l'urine et par là même la congestion de la muqueuse, la chute de l'épithélium de revêtement, comme un traumatisme de la muqueuse.

Une expérience des plus intéressantes au point de vue clinique, consiste à provoquer la rétention d'urine par la section de la moelle, telle qu'elle s'observe chez les médullaires. On prend deux lapins dont la moelle a été préalablement sectionnée, et on injecte dans la vessie du premier un demi-centimètre cube de culture sur bouillon de bactérie pyogène ; l'autre n'est point injecté. 40 et 48 heures après, ces animaux meurent, avec une vessie énormément distendue. Chez l'animal qui a reçu l'injection bactérienne, il s'est développé une cystite œdémateuse avec bactéries nombreuses. Chez l'autre l'urine est aseptique (1). La clinique et l'expérimentation sont en parfaite concordance. L'observation des infections vésicales montre des différences considérables dans la réceptivité. Tout ce qui modifie la nutrition normale et le fonctionnement physiologique de l'appareil urinaire, dit M. le professeur Guyon, met cet appareil dans l'état d'aptitude à l'infection.

On voit en effet un grand nombre de malades se sonder pendant des mois sans prendre les moindres précautions d'asepsie, et chez lesquels il ne résulte aucun accident apparent de la pénétration des germes.

Si au contraire les voies urinaires sont altérées par une distension chronique, s'il y a déjà des troubles de nutrition dus aux lésions interstitielles, si l'artério-sclérose vésico-prostatique amène un ralentissement permanent de la circulation, et que l'état congestif de la muqueuse dure quelque temps, l'infection résultera de l'arrivée d'un germe même peu virulent.

On voit bien quel est le rôle important de l'état de l'organisme dans la marche de l'infection. Chez les sujets jeunes, à vessie résistante, l'infection vésicale résultant par exemple, d'une uréthrite blennorrhagique ou d'un rétrécissement de même nature, ne donnera lieu qu'à des accidents de peu de gravité, et il suffira qu'on rétablisse intégralement le cours de l'urine pour que l'état ammoniacal du liquide vésical et le léger état fébrile disparaissent. Chez le prostatique au contraire, l'organisme a perdu sa résistance, les tissus athéromateux sont sous le coup de troubles profonds de la nutrition, et l'évacuation de l'urine,

(1) Guyon. *Académie des sciences*, 29 avril 1889.

les lavages de la vessie même, ne suffisent plus à arrêter les lésions plus profondes de la muqueuse.

Parmi les causes capables d'ouvrir la porte à l'infection, certains états diathésiques, ont une influence non douteuse. Le rhumatisme, la goutte, le tempérament scrofuleux sont des terrains tout préparés à l'invasion microbienne, intra-vésicale, et c'est peut-être à la faveur de ces états diathésiques que pourraient s'expliquer ces faits d'hérédité signalés par les auteurs anciens.

Tous les états de l'organisme entraînant une congestion vésicale favorisent le développement de la cystite. Les lésions de la moelle, myélites, fracture de la colonne vertébrale, qui amènent une vaso-dilatation de l'appareil urinaire inférieur, préparent l'état congestif favorable à l'invasion bactérienne.

Les calculs et les autres corps étrangers, qui irritent la muqueuse vésicale, et amènent sa congestion, qui entraînent même parfois des hémorrhagies, favorisent le développement de la cystite. Les urines irritantes par leur contenu, après l'abus de boissons alcooliques, de bière, où l'acidité et la teneur en urates du contenu vésical est fort augmentée, l'élimination de la cantharidine, accentuent rapidement un commencement d'infection.

Y a-t-il un microbe spécifique de l'infection urinaire ?

La bactérie pyogène signalée, pour la première fois par Clado et bien étudiée par Albarran et Hallé et que les bactériologistes assimilent aujourd'hui au bacterium coli commune, est certainement l'agent le plus fréquent des suppurations des voies urinaires mais n'est point le seul.

Rovsing (de Copenhague) (1) a fait l'étude bactériologique de 29 cas de cystite. Il a rencontré 12 espèces bactériennes, les staphylococcus aureus, albus et citreus, le streptococcus ureæ pyogenes, le coccobacillus ureæ pyogenes, le micrococcus ureæ pyogenes flavus, enfin la bactérie pyogène qui n'est autre que le coli-bacille.

Krogius (2) signale 5 espèces de microbes comme pouvant être la cause des cystites. Il a constaté la présence des bactéries suivantes dans les urines pathologiques qu'il a examinées, urines presque toujours acides au moment de l'émission :

(1) Rovsing. Berlin, 1890.

(2) Krogius. Recherches bactériologiques sur l'infection urinaire. Helsingfors, 1892.

1° Un bacille non liquéfiant (14 fois sur 22 cas) : c'est le bacterium coli commune dont l'identité avec la bactérie pyogène de Clado, Albarran et Hallé, n'est plus mise en doute.

2° L'urobacillus liquefaciens septicus, qui est identifié au proteus vulgaris de Hauser.

3° Le staphylococcus pyogenes aureus.

4° Le gonocoque de Neisser.

5° Le staphylococcus ureæ liquefaciens.

Il est fort intéressant de noter que les deux premiers de ces micro-organismes, pathogènes des cystites, sont les hôtes habituels de l'intestin.

Ces deux microbes sont pyogènes, et d'après Krogius doués de propriétés extrêmement toxiques.

Dans l'excellente thèse de Dr Reblaud, nous trouvons des examens bactériologiques très minutieux de 16 cas de cystite chez la femme. Ces micro-organismes sont d'espèces variables, et pour les 16 cas on rencontre 6 espèces différentes. Ce sont le bacterium pyogenes, l'urobacillus liquefaciens, le bacillus griseus, le micrococcus albicaus amplus, le diplococcus subflavus. Chez la femme comme chez l'homme, c'est encore le bacterium pyogenes qui est le plus fréquent agent de l'infection.

Pour établir que les bactéries isolées des urines de cystite étaient réellement pathogènes, Reblaud a inoculé dans la vessie de lapins, des cultures pures de ces microbes.

Il a vu que la présence pure et simple du microbe pathogène dans la vessie de l'animal ne suffit point pour donner naissance à la cystite (comme M. Guyon l'avait déjà constaté).

Les conditions indispensables pour que le microbe introduit dans la vessie devienne réellement pathogène et crée la cystite sont les suivantes :

1° Une rétention d'urine plus ou moins prolongée ;

2° Une blessure ou une solution de continuité de la muqueuse vésicale ;

3° Un état congestif de cette muqueuse.

La congestion joue le rôle capital ainsi que l'expérimentation l'a bien démontré ; et son action est beaucoup plus certaine que celle du traumatisme même. En congestionnant la vessie des animaux avec la cantharide, par exemple (Reblaud), on peut la rendre très facilement inoculable.

Les microbes qui vivent habituellement dans le vagin et l'urèthre, des femmes saines, sont à l'état de microbisme latent, et indifférents, mais s'il survient un état irritatif de ces canaux, les micro-organismes trouvent dans les modifications vaso-motrices de la muqueuse une virulence nouvelle et l'inflammation est créée.

La grossesse agit de cette façon. Elle intervient en provoquant la rétention d'urine, la congestion des parties, et par les traumatismes plus ou moins profonds au moment de l'accouchement, elle ouvre la porte à l'invasion microbienne.

Aucun des micro-organismes dont nous venons de donner l'énumération n'est probablement spécial à l'appareil urinaire; ce sont des espèces bactériennes vulgaires, qui se rencontrent d'une façon banale à l'état de saprophytes sur les muqueuses des cavités naturelles, et qui n'acquièrent une virulence caractérisée qu'après cultures successives dans l'urine et l'organisme humain (Hallé).

Albarran et Hallé ont constaté des variations considérables dans la virulence de ces bactéries urinaires.

Des cultures de microbes pyogènes, provenant de sources différentes et soumises aux mêmes conditions de culture, semblables à l'œil et au microscope, ont présenté parfois des propriétés pathogènes très différentes. Les unes déterminaient la mort rapide des animaux injectés, avec lésions suppuratives et infectieuses, les autres ne causaient qu'une mort tardive, après état cachectique et sans lésions apparentes, d'autres enfin après inoculation n'étaient suivies d'aucun effet. On est donc forcé d'admettre que pour un microbe donné le pouvoir infectieux n'est pas constant. « Et si de telles variations « s'observent dans des cultures sur milieux artificiels, il faut à plus « forte raison, admettre et comprendre leur fréquence pour les cultu- « res pathologiques dans l'urine de la vessie. La virulence de la « bactérie est donc apte à varier sous des influences extérieures, car « combien aussi est changeant le terrain sur lequel vont s'exercer ses « effets, le malade urinaire ? » (1)

Lorsque l'état général antérieur du malade est bon, lorsque le rein est encore dans son intégrité fonctionnelle, l'organisme pourra sup-

(1) Hallé. *Annales des maladies des organes génito-urinaires*, 1892.

porter des accidents infectieux plus ou moins graves, et en sortir sans lésions profondes. S'il s'agit au contraire d'un urinaire de longue date, dont les reins sont déjà altérés, dilatés, la moindre infection rompra l'équilibre, sera extrêmement grave, et l'organisme privé de ses moyens de défense succombera fatalement.

NÉPHRITES INFECTIEUSES

La pathogénie des néphrites infectieuses a été éclairée, dans ces derniers temps par l'expérimentation.

Les expériences démontrent que l'action locale sur le rein des bactéries injectées dans la circulation générale, est plus intense, lorsqu'il existe déjà dans cet organe, un trouble de la nutrition. Il suffit pour le démontrer de provoquer expérimentalement chez les animaux des lésions du rein, soit par une intoxication cantharidienne, soit de toute autre façon, et ensuite d'injecter dans le sang un microbe pathogène. Le micro-organisme qui en présence d'un rein absolument sain, n'aurait déterminé aucune affection bactérienne, peut dans ces conditions produire la néphrite infectieuse (1).

C'est ce qu'a également démontré l'anatomie pathologique. Dans les maladies infectieuses les bactéries pathogènes, se déposent surtout autour des cicatrices des glomérules oblitérés ou calcifiés. Les obstacles à la circulation rénale, et à l'excrétion urinaire agissent dans le même sens. On connaît la fréquence des néphrites aiguës, avec accumulation de bactéries à la fin de la grossesse, période pendant laquelle les uretères subissent souvent une compression.

Il se développe également des néphrites bactériennes comme complication des tumeurs ovariennes et utérines, du cancer en particulier, lorsque les néoplasmes entravent l'excrétion des urines.

Il n'est pas douteux non plus que l'âge avancé, les lésions d'artériosclérose rénale, les congestions rénales des cardiaques, ou même les congestions passagères, résultant d'un refroidissement brusque, ne jouent un rôle capital.

En somme, disent MM. Cornil et Babès, l'altération préalable constitue une prédisposition du rein à toutes les maladies infectieuses,

(1) Cornil et Babès. *Les bactéries*, t. II, p. 528. — Albarran. *Le rein des urinaires*. Thèse, Paris, 1889.

et un très grand danger pendant le cours de toute infection septique. « En face de ces nombreuses causes de néphrites bactériennes, on est étonné de ne pas en trouver toujours dans les maladies infectieuses ; et on se demande pourquoi il n'y a pas plus de néphrites permanentes, à la suite de ces maladies terminées par la guérison. »

C'est un fait bien connu en clinique que la néphrite est d'autant plus grave que le rein était plus altéré, antérieurement à l'infection.

En général la lésion infectieuse rénale n'est pas en rapport avec le degré de l'infection, mais plutôt avec le degré d'altération du rein.

Ainsi que le dit M. Caussade (1) dans son excellente thèse, il est probable qu'il ne faut pas chercher la gravité de la néphrite pneumonique dans le caractère plus ou moins infectieux de la pneumonie, mais dans l'état de l'organisme du sujet infecté et dans l'état du rein.

On doit en dire autant des néphrites infectieuses chirurgicales, néphrites ascendantes dans la majorité des cas.

La vessie peut être infectée depuis un certain temps, sans que le rein soit atteint. Il est fréquent d'assister au développement de cystites blennorrhagiques, et la propagation au rein est exceptionnelle, chez les jeunes sujets, dont les voies urinaires sont en bon état.

Mais il en est tout autrement si le rein est altéré et mis en état de réceptivité par une cause quelconque. On observe une rapide invasion du rein par les bactéries, à la suite d'une congestion un peu prolongée, ou d'un traumatisme.

M. Tuffier rapporte à ce sujet un fait intéressant (2) : Il s'agit d'une femme de 30 ans, qui eut 5 enfants sans la moindre complication puerpérale, et enceinte de 3 mois, quand elle entre à l'hôpital.

Dès le premier mois de cette nouvelle grossesse, la malade a été prise de besoins fréquents d'uriner, avec douleurs vives à la fin de la miction et urines purulentes. Elle a présenté tous les signes d'une cystite qui s'amenda rapidement, grâce à des soins purement médicaux (tisanes, balsamiques, bains). Quinze jours avant son entrée à l'hôpital, elle était montée sur une chaise pour étendre du linge, quand elle tomba malencontreusement sur le flanc droit, qui porta directement sur le bord tranchantde la chaise.

(1) Caussade. *De la néphrite pneumonique.* Thèse, 1890.

(2) *Annales des organes génito-urinaires*, juin 1892.

Elle n'eut aucune hématurie appréciable, le lendemain et les jours suivants.

Depuis, elle eut de vives douleurs dans la région lombaire et neuf jours avant son entrée à l'hôpital un violent frisson survint, et une telle prostration qu'elle dut prendre le lit.

A son entrée à l'hôpital on constate une suppuration rénale, qu'il faut évacuer. Malgré l'opération la malade meurt quelques jours après et l'on constate une pyélonéphrite suppurée. L'examen bactériologique du pus décela des bâtonnets, présentant à peu près les dimensions du bacille typhique, mais un peu plus longs. La pathogénie des accidents a été la suivante : le traumatisme a déterminé une congestion, et peut-être même une lésion du rein qui l'a mis en état de réceptivité pour les bactéries pyogènes restées dans la vessie, depuis la cystite du début de la grossesse.

PÉRINÉPHRITES

Si les suppurations périrénales sont incontestablement, sous l'influence d'agents infectieux, microbes pyogènes d'espèces variées, il est néanmoins indispensable que l'infection soit préparée par une prédisposition spéciale de l'organisme, c'est-à-dire par un trouble local de l'atmosphère celluleuse du rein (Le Dentu) (1).

Les malades qui font des suppurations périnéphritiques sont presque toujours dans de mauvaises conditions hygiéniques, soumis au surmenage, etc., en un mot à toutes les circonstances qui peuvent amener un état de misère physiologique.

D'autre part, les contusions qui provoquent un épanchement de sang plus ou moins abondant, mais qui demeurent indolents et latents jusqu'à ce que la suppuration éclate, sont une des causes déterminantes les plus souvent observées.

(1) Le Dentu. *Maladies des reins*, 1889, p. 321.

Érysipèle et suppurations.

L'érysipèle médical et l'érysipèle chirurgical sont regardés aujourd'hui, comme une maladie identique causée par le streptococcus erysipelatis (Nepveu, Oertel, Fehleisen). Les nombreux examens bactériologiques, les inoculations pratiquées même sur l'homme (dans un but thérapeutique parfois), ne laissent aucun doute à ce sujet.

Le plus souvent on peut établir comment s'est faite l'infection, et d'où provient le germe pathogène. Mais parfois cette filiation ne peut être retrouvée et la maladie éclate dans des maisons isolées, chez des sujets qui n'ont été ni de près, ni de loin en contact avec des érysipélateux. C'est ce qu'on appelait autrefois l'érysipèle spontané. Et il y a en effet une certaine spontanéité de l'organisme, qui crée la réceptivité spéciale pour le streptocoque, ou lui rend sa virulence. Tel est le cas pour l'érysipèle menstruel. Dans sa leçon d'agrégation sur la spontanéité morbide M. Marfan a montré d'une façon précise quel était le rôle de l'organisme dans ces cas :

« Une femme, presque à chacune de ses époques, voit apparaître la rougeur de l'érysipèle soit autour des fosses nasales, soit à l'angle interne de l'œil, soit quelquefois au niveau de l'oreille; l'affection gagne la face, respecte le menton, a une évolution assez courte et guérit le plus souvent sans complication ». Dans la plupart des cas on a beau chercher une source de contagion on ne la trouve pas. Il faut bien admettre que le microbe était déjà dans l'organisme. S'il est devenu virulent, s'il a pénétré dans les lacunes lymphatiques du derme, pour engendrer l'érysipèle, c'est parce que la menstruation a apporté dans l'économie de la femme, une série de modifications internes qui lui préparent le terrain.

Pour expliquer ces faits encore assez fréquents, M. Verneuil invoque la possibilité d'un microbisme latent prolongé.

On a en effet trouvé le streptocoque chez l'homme sain, identique de forme et donnant des cultures semblables au streptocoque virulent, dans les fosses nasales, dans la bouche, dans l'intestin, dans le vagin, etc. Si les microbes disparaissent vite au dehors de l'organisme, leurs spores sont au contraire douées d'une vitalité très prolongée. Elles peuvent supporter le chaud, le froid, elles peuvent végéter jusqu'à ce qu'elles rencontrent le terrain fertile, où elles pourront pulluler..

C'est ce qui a lieu dans les érysipèles à répétition, M. Parmentier a donné la preuve bactériologique de ce microbisme latent, en montrant qu'au point où les érysipèles récidivent, habituellement on retrouve un foyer de streptocoques à l'endroit où la muqueuse est enflammée, ou au niveau d'une plaque d'eczéma. Le streptocoque nasicaule ou auricaule qui continue à vivre, et dont la virulence renaît à l'occasion d'une diminution de résistance de l'organisme, aux époques menstruelles par exemple, explique ces récidives de l'érysipèle périodique.

Nous pouvons donc avoir en nous et sur nous les micro-organismes de l'érysipèle, dans les cheveux, la barbe, les replis de l'épiderme, sans qu'il en résulte aucun accident. Ces micro-organismes restent à l'état de parasites indifférents jusqu'à ce que les conditions particulières de l'organisme créent leur virulence.

L'influence du système nerveux sur la pathogenèse et l'évolution de l'érysipèle expérimental est considérable. M. Roger a inoculé des cultures de streptocoques aux deux oreilles d'un lapin, dont il avait auparavant arraché le ganglion cervical du grand sympathique d'un côté.

Du côté où la vaso-dilatation avait été réalisée, la guérison fut beaucoup plus rapide que du côté opposé. Ce qui est attribuable à l'arrivée des phagocytes, en plus grand nombre.

Un autre fait observé par M. Roger c'est que la section d'un nerf sensitif paraît favoriser beaucoup l'infection de la région énervée, ce qu'on peut attribuer à la suppression des actions réflexes vaso-dilatatrices.

Voici du reste les conclusions du travail de M. Roger (1):

1° La section du grand sympathique hâte la guérison et empêche la mutilation de l'oreille inoculée.

2° La section des nerfs sensitifs favorise l'infection qui peut abou-

(1) *Revue de médecine.*, 10 déc. 1892.

tir au sphacèle, et entraîner la perte d'une portion de l'organe atteint.

Ces recherches ont été poursuivies avec des streptocoques provenant d'érysipèles, mais avec le même microbe M. Roger a pu « produire à volonté des septicémies, des érysipèles, des gangrènes ».

D'aprés M. Ochotine, la section du sympathique augmenterait au contraire l'intensité de l'inflammation érysipélateuse ; mais si on suit les phénomènes inflammatoires, on voit que c'est là une réaction passagère et salutaire. Après que l'injection de cultures à streptocoques, a été pratiquée en des points symétriques des deux oreilles on arrache le ganglion cervical supérieur d'un côté. Au bout de 24 heures, on constate qu'il existe du côté énervé, outre la rougeur et la chaleur résultant de la paralysie vaso-motrice, de l'œdème au point inoculé. L'oreille de l'autre côté au contraire paraît presque saine. Dans les deux ou trois jours suivants, l'érysipèle se développe dans les deux oreilles, la lésion paraissant toujours plus accentuée du côte où l'action du sympathique est supprimée.

Mais du troisième au cinquième jour, l'aspect change notablement, l'oreille du côté intact est fortement œdématiée, elle est pesante, l'animal la laisse pendre tandis que l'autre est maintenue relevée comme à l'état normal. Vers le 6e ou 8e jour l'oreille énervée est presque revenue à l'état normal, tandis que du côté ou le sympathique est intact, les lésions se sont accentuées, l'infiltration des tissus a augmenté dans des proportions considérables. A la suite de ces lésions on peut même voir survenir le sphacèle.

Les conclusions de M. de Paolis sont identiques, il a opéré également avec le streptocoque. Il a vu l'érysipèle débuter à l'oreille énervée 24 heures après l'inoculation, 24 à 36 heures plus tard l'inflammation était très intense de ce côté, tandis que de l'autre elle ne faisait qu'apparaître, et atteignait son maximum le 4e et 5e jour.

Mais le streptococcus erysipelatis de Fehleisen est-il spécifique, c'est à dire lorsqu'il reprend sa virulence provoque-t-il toujours l'érysipèle ? En d'autres termes, n'est-ce pas une modification par culture, sur un terrain spécial du streptococcus pyogenes. La ressemblance, l'identité de formes même pour certains, du streptococcus erysipelatis avec le streptocoque pyogène de Rosenbach, les streptocoques de Ogston, les chaînettes de Löffler, le microbe du phlegmon et de la fièvre puerpérale semblent devoir ne faire admettre qu'une seule espèce de micro-organisme.

On peut admettre l'identité de ces streptocoques car on retrouve : 1° la complète identité de leur morphologie ; 2° une très grande ressemblance de leurs cultures et le retour, après nombreux réensemencements successifs, d'une culture d'une apparence absolument différente à une culture absolument identique à celle du streptococcus pyogenes ; 3° une égale résistance de leurs cultures ; 4° leur action toujours comparable, sinon toujours également virulente sur le lapin.

Si on trouve quelques divergences entre eux, il faut les attribuer plutôt à une variabilité dans la virulence d'un même micro-organisme, « tenant peut-être aux conditions différentes dans lesquelles ils se « sont développés et au terrain qui leur a servi de milieu de culture, « que nous n'y voyons la preuve d'une dualité d'espèce, que nous « déclarons ne pouvoir étayer de raisons suffisantes » (Mosny).

Les intéressantes recherches de F. Widal sur l'infection puerpérale l'ont amené également à considérer le streptocoque de l'érysipèle et le streptocoque de l'infection puerpérale comme identiques.

Les conclusions de son travail sont bien nettes : le streptocoque qui occasionne la dermite érysipélateuse, peut à lui seul provoquer la suppuration dans les cas d'érysipèle phlegmoneux, d'autre part le streptocoque isolé des sécrétions d'une femme atteinte d'infection puerpérale, peut reproduire l'érysipèle aussi bien que le steptocoque d'une plaque érysipélateuse.

La clinique démontre d'autre part la coïncidence fréquente de l'érysipèle et de l'infection puerpérale. Les preuves bactériologiques ne manquent pas non plus, pour ces cas d'infections puerpérales. Fraenkel, Hartmann, Winckel ont toujours obtenu un érysipèle typique, et phlegmoneux par l'injection, aux animaux de streptocoques recueillis sur des femmes atteintes d'infection puerpérale.

Sur trois cas d'érysipèle expérimental que Widal (1) a obtenus par inoculation, deux fois les cultures injectées provenaient du pus d'abcès de femmes puerpérales. Widal a également imaginé une expérience fort ingénieuse, pour prouver l'identité des deux microbes. En faisant passer par l'organisme du lapin le streptocoque pyogène pris dans une suppuration, en même temps qu'il obtint l'exaltation de la

(1) Widal. Thèse de Paris, 1889.

virulence, il lui vit perdre ses qualités pyogènes et devenir apte à produire l'érysipèle.

L'expérimentation a multiplié les preuves ; les effets des inoculations sous-cutanées pratiquées avec le streptocoque sont des plus variables.

Si le virus est très actif, il n'y a pas de lésion locale, l'animal succombe rapidement en deux ou trois jours, le microbe envahit tout l'organisme. C'est une septicémie analogue à celle qu'on détermine par les inoculations intra-veineuses (Roger).

Le plus souvent, l'inoculation amène au niveau du point inoculé, le développement d'un œdème plus ou moins considérable, et l'érysipèle survient 4 ou 5 jours après l'inoculation, quelquefois 48 heures seulement.

Quelquefois l'érysipèle devient gangreneux et entraîne la mort de l'animal.

D'autres fois, au contraire, l'érysipèle est fort léger, il se circonscrit à une petite étendue du pavillon de l'oreille et ne produit qu'une plaque rouge, peu volumineuse et passagère.

Si le streptocoque est encore moins virulent, ou que l'animal soit plus résistant, l'inoculation détermine simplement la formation d'un abcès, qui s'ouvre après quelques jours.

Si le microbe est plus atténué encore, l'inoculation ne détermine plus aucun accident ; il se produit simplement une petite plaque rouge au point d'inoculation. Ces exemples montrent combien les effets du streptocoque sont variables. Il n'est guère de microbe, sauf le pneumocoque, dit M. Roger, qui s'atténue aussi rapidement quand on le cultive dans les milieux artificiels.

Mais ce n'est pas tout, ce même streptocoque est encore l'agent de la plupart des infections secondaires de la grippe, des broncho-pneumonies, des pseudo-rhumatismes infectieux, des angines, des endocardites, etc. Dans tous ces cas, c'est le même agent qui, suivant les milieux et la réceptivité spéciale de l'organisme, détermine telle ou telle localisation, telle ou telle affection.

Nous ne pouvons mieux faire que de rapporter ici les termes mêmes de M. Charrin à ce sujet :

« Il faut en rabattre de cette opinion soutenue naguère, qui veut que le pus soit constamment attribuable à des infections secondaires. Le streptocoque de Fahleisen, suivant ses états, donnera ou ne donnera pas de purulence. »

« Du reste, quand dans le cas particulier, on examine un abcès tout à fait à son origine, on n'y rencontre guère que le streptocoque ; ce n'est que plus tard qu'apparaîtront d'autres microbes. »

Il en est de l'érysipèle comme des autres maladies infectieuses dont les micro-organismes ne sont point encore connus dans toutes leurs modifications. « Si l'on observait mieux les lois des variations des microbes, on créerait moins d'espèces » (Charrin).

MICRO-ORGANISMES DE LA SUPPURATION

Les micro-organismes capables de provoquer la suppuration sont nombreux. Nous venons de voir que le streptocoque était un agent pyogène très répandu et doué d'une virulence fort active. Il en est de même des staphylocoques qui, par l'une ou l'autre de leurs nombreuses variétés, sont probablement la cause la plus fréquente des abcès. Ces staphylocoques se distinguent en :

Staphylococcus pyogenes aureus ;
Staphylococcus pyogenes albus ;
Staphylococcus pyogenes citreus ;
Staphylococcus cereus flavus ;
Staphylococcus flavescens ;

D'après la statistique de Zuckermann (1) portant sur 495 abcès, la suppuration a été causée,

Par le staphylocoque dans 71 0/0 des cas ;
Par le streptocoque dans 16 0/0 —

enfin dans 5,5 0/0 des observations, on a trouvé les deux micro-organismes associés. Les autres variétés plus rares de micro-organismes se partagent le reste des cas.

On a en effet rencontré dans les abcès, et regardé comme doués de propriétés pyogènes les micro-organismes suivants :

Le micrococcus pyogenes tenuis ;
Le bacillus pyogenes fœtidus de Passet ;
Le bacillus pyocyaneus.

(1) ZUCKERMANN. Aüs dem laboratorium f. Chirurgie des K. Universitäl zü Kasan.

Le bacterium pyogenes qui n'est autre que le bacterium coli commune modifié par sa culture dans l'urine pathologique.

Tous ces micro-organismes n'ont point une virulence fixe, leur pouvoir pyogène varie non seulement avec les différentes espèces animales, mais chez des animaux de même espèce. Là encore l'organisme intervient pour accepter ou refuser le microbe, et d'après le degré de réceptivité de l'économie, due à l'altération des organes ou des tissus ou des liquides de l'organe envahi, il résultera de l'action du micro-organisme, dans un cas, la suppuration limitée et légère, dans un autre, la pyohémie; dans d'autres enfin, l'organisme ayant sa résistance parfaite, on n'observera aucune inflammation.

Si la faculté de devenir pyogène peut être acquise par un nombre considérable de microbes, elle se perd également très rapidement. Il résulte des recherches de M. Frenkel que des microbes reputés pyogènes par excellence, peuvent perdre leur propriété pyogène et acquérir d'autres propriétés pathogènes. Cet expérimentateur a opéré sur le staphylococcus citreus de Passet. Il a recueilli ce staphylocoque dans une vésicule d'herpès et dans les larmes d'un rubéolique, puis en a inoculé les cultures à une série de 20 lapins. Chez aucun de ces 20 animaux il n'est parvenu à obtenir de suppuration franche. Mais 12 de ces animaux sont morts, et les 8 survivants ont perdu 1/5, 1/4 et 1/3 de leur poids. Il conclut de là que les propriétés du staphylocoque sont très variables, et que les conditions de la virulence dépendant surtout de l'organisme, du terrain qui reçoit le microbe.

Ainsi que M. Marfan l'a fait remarquer dans sa brillante leçon sur la « spontanéité morbide », le staphylococcus pyogène qui existe à l'état normal à la surface de notre peau, et dans nos cavités naturelles, ne devient pathogène qu'à l'occasion du trouble de l'organisme, sous une cause occasionnelle quelconque, et pour le même micro-organisme la lésion est bien différente (1).

S'il s'agit, par exemple, d'un individu lymphatique et scrofuleux, le staphylocoque engendre l'impétigo.

Si l'organisme est fatigué, mal nourri, cachectisé, il donne naissance à l'ecthyma, lésion déjà plus profonde et à tendance nécrosante. S'agit il d'un diabétique, le staphylocoque peut faire ces énormes anthrax et ces gangrènes étendues, fréquents chez ces malades.

(1) Agrégation de médecine, 1892.

L'expérimentation explique ces faits :

Ainsi on peut introduire sous la peau de la paroi abdominale du lapin, le microbe de la suppuration, et très souvent il n'en résulte aucun dommage.

Mais il en est tout autrement, et la suppuration est presque certaine si les mailles du tissu cellulaire ont été distendues par un liquide peu irritant, et à plus forte raison si elles ont été modifiées par quelque irritant chimique. C'est ce que l'on retrouve en clinique dans les érysipèles, les phlegmons des cardiaques, des œdémateux de tout ordre, chez lesquels la suppuration est si facile à se produire.

L'expérience d'Otto Bujwid (1) est fort démonstrative à ce point de vue. Il a déterminé quelle était la dose nécessaire de culture de staphylocoque à injecter pour provoquer un abcès. Après s'être assuré qu'une dose inférieure ne provoquait plus rien, il a additionné cette même dose de culture d'une certaine quantité de sucre et il a vu que cette faible dose provoquait alors la suppuration.

C'est évidemment à l'action prédisposante aux suppurations, du sucre sur les tissus, qu'il faut attribuer la grande fréquence des suppurations et de l'ecthyma chez les ouvriers raffineurs. Le Dr Fredet, médecin des sucreries de Bourdon, près Clermont-Ferrand, a réuni dans les années 1869-70, dix-sept cas d'ecthyma, tant aux mains et aux avant-bras qu'aux jambes, chez les ouvriers, dont ces régions découvertes, étaient exposées à l'action du sucre.

Les pustules ont le diamètre d'une pièce de 50 centimes à 2 francs, et laissent de profondes ulcérations. La plupart des ouvriers en ont été atteints.

De même certaines substances chimiques dont l'emploi est fréquent en chirurgie, telles que l'acide phénique et le sublimé, si elles sont employées à forte dose, exercent sur les tissus une vive irritation. Ces substances, qui ne sont pas pyogènes par elles-mêmes, mettent les tissus dans un état de mortification telle que si le micro-organisme tombe sur ces tissus peu vivants, la suppuration en est de beaucoup plus facile (Herman) (2).

Le traumatisme agit de même en affaiblissant la vitalité des tissus. On peut voir se développer l'infection sous l'influence de micro-orga-

(1) *Wien. med. Presse*, 1888, n° 16.

(2) *Annales de l'Institut Pasteur*, 1891, p. 243.

nismes qui ne deviennent pathogènes que pour un organe traumatisé, alors qu'ils seraient indifférents sur un viscère normal. M. Arloing a signalé une bactérie spéciale, le bacillus heminecrobiophilus qui, inoffensif pour les tissus sains, provoque des accidents graves sur les organes privés de tout ou partie de leur vitalité ; tels sont par exemple les testicules du mouton après le bistournage.

SCROFULE ET SUPPURATION

Enfin l'état spécial de l'organisme, qui prédispose, de la façon la plus incontestable, les tissus à l'infection pyogène, est certainement la dyscrasie scrofuleuse. Les infériorités anatomiques infimes des vaisseaux sanguins, des vaisseaux et glandes lymphatiques ; le peu d'activité des échanges physiologiques dans la scrofule, expliquent l'invasion des microbes pathogènes de toute nature. Aussi les micro-organismes vulgaires, pyogènes ou saprophytes qui vivent normalement sur les surfaces cutanées, ou sur les muqueuses des scrofuleux, vont-ils envahir ces muqueuses au moindre coup de froid.

A la moindre desquamation, à la moindre irritation de la peau, il se fera une suppuration superficielle. Chez l'enfant on verra apparaître l'impétigo, puis les ganglions lymphatiques, d'une sensibilité exceptionnelle, vont s'enflammer à la plus légère pénétration microbienne, et la suppuration en résultera si l'infection locale se prolonge un peu.

En somme, nous voyons certains enfants scrofuleux présenter une prédisposition exceptionnelle à contracter toutes les affections catarrhales ou inflammatoires banales quoique infectieuses. Par le fait de cette prédisposition de son organisme peu résistant, le scrofuleux présente des accidents tout à fait disproportionnés avec leurs causes ; et dans des cas où une bactérie serait impuissante à devenir pathogène, chez un organisme normal, elle provoque de profondes lésions chez le strumeux, altérations qui ont peu de tendance à la réparation.

FURONCULOSE ET TROUBLES DIGESTIFS

Il est un autre état de l'organisme, dont l'influence n'est pas douteuse sur l'apparition de certaines suppurations : Le trouble des fonctions digestives, à la suite d'écarts de régime, d'une alimentation trop animale, trop alcoolique, de fatigues, est une cause très fréquemment constatée d'éruption furonculeuse ; sur ce terrain prédisposé, les staphylocoques précédemment inoffensifs sur l'épiderme, envahissent les follicules. L'abcès furonculeux est ainsi constitué et la propagation des staphylocoques aux follicules pileux voisins se fait de proche en proche sur ce sol fertile.

Les causes qui engendrent les modifications intérieures de l'organisme jouent le plus grand rôle dans l'apparition de ces furoncles multiples, disséminés sur tous les points du tégument externe, tels qu'on les observe chez les convalescents de fièvre typhoïde, ou de fièvres éruptives.

Nous avons déjà insisté sur le rôle du diabète dans la pathogénie des suppurations, des gangrènes. La présence du sucre en excès dans les tissus agit de même pour l'éclosion du furoncle, et de l'anthrax.

La menstruation ne paraît pas non plus indifférente. Le staphylocoque peut rester latent dans l'intervalle des périodes menstruelles, et reprendre sa virulence au moment des règles. Il existe une furonculose menstruelle comme il existe un érysipèle menstruel.

Avec leurs causes déterminantes variables, et suivant le degré d'affaiblissement de l'organisme, la gravité, la marche, la terminaison de ces furoncles sera différente. Le furoncle peut n'être qu'une suppuration toute locale et très bénigne, ou au contraire s'étendre, donner lieu à ces anthrax énormes des diabétiques et des mauvais états généraux, qui peuvent entraîner la mort. Suivant l'état de l'organisme, il faut donc dire avec Nélaton, il n'y a pas « un anthrax, il y a des anthrax ».

ACNÉ

Nous devons rapprocher de ces furoncles les poussées d'acné qu'on observe chez certains individus fatigués, et dont le tube digestif fonctionne mal. La dilatation de l'estomac en est la cause la plus fréquente, et les fermentations gastriques peuvent être incriminées comme entretenant des troubles de nutrition de la peau, propres à la pullulation de tous les germes et du staphylocoque en particulier.

La séborrhée est le phénomène primitif, puis vient l'éruption acnéique qui est regardée aujourd'hui comme le résultat d'un ensemencement de la peau séborrhéique par les germes pyogènes.

L'éruption acnéique serait ainsi infectieuse et auto-inoculable de proche en proche. Les résultats du traitement vérifient cette influence, le traitement local, l'antisepsie soignée du tégument externe est insuffisante si le malade n'est pas soumis à un régime sévère; si le café, les liqueurs, les salaisons, les poissons, gibier, etc., ne sont pas interdits. On voit en effet concorder souvent avec un nouvel excès, un écart de régime, une nouvelle poussée acnéique ou furonculeuse.

« Je suis convaincu, dit M. Brocq, que dans beaucoup de cas la dyspepsie et les écarts de régime, interviennent pour une grande part dans la pathogénie de l'acné. Ils activent les poussées congestives qui se produisent vers la face après les repas, peut-être même favorisent-ils l'introduction dans la circulation générale de produits imparfaits et nuisibles, dont l'élimination par les glandes sébacées, cause leur mauvais fonctionnement.

Quoi qu'il en soit, il est si fréquent de voir des troubles dyspeptiques coïncider avec les éruptions acnéiques, qu'on ne doit pas négliger cette indication thérapeutique.

PHLEGMON DIFFUS

Nous avons vu en étudiant le streptocoque, qu'on ne pouvait distinguer le microbe de l'érysipèle de l'agent de la suppuration. Il n'y a pas non plus de caractères fixes qui permettent de séparer les agents pyogènes des suppurations limitées, des phlegmons simples, des phlegmons diffus. Quelle que soit la suppuration, c'est un streptocoque ou un staphylocoque de forme vulgaire qui doit être incriminé. Si on ne tenait compte que du microbe toutes les suppurations devraient être semblables. Quels facteurs interviennent donc pour faire d'une suppuration circonscrite une suppuration diffuse, envahissante et gangreneuse ? Est-ce la virulence du microbe qui est devenue plus active? C'est plutôt dans l'état de l'organisme qu'on en trouvera l'explication.

Le degré de résistance des cellules de l'organisme joue le rôle capital.

Lorsque le staphylocoque tombe sur un tissu, où les éléments anatomiques ne se défendent pas, la multiplication du micro-organisme devient extrêmement abondante, il gagne de proche en proche et le phlegmon ne peut plus se circonscrire.

L'influence des dyscrasies sur l'évolution de ces suppurations diffuses, est bien connue. Les vieillards affaiblis, les ivrognes, les cardiaques, les albuminuriques ont souvent des phlegmons diffus. Ils sont très fréquents également chez les diabétiques, c'est là leur terrain de prédilection, et les tissus sont doués d'une si faible résistance que le traitement le mieux approprié, ne parvient pas à les limiter.

Il en est de même des sujets profondément déprimés, une piqûre anatomique, bénigne chez un individu résistant, pourra entraîner un phlegmon diffus chez des malades alcooliques et surmenés. Les anciens avaient bien noté ces différences individuelles, et on disait que « tous les individus ne sont pas égaux devant le même cadavre ».

OSTÉOMYÉLITE

L'ostéomyélite aiguë ou inflammation des os des jeunes sujets, est caractérisée par des phénomènes généraux graves qui rappellent les maladies infectieuses : caractères qui sont tellement accentués dans certains cas, qu'on a pu, avec juste raison, l'appeler le typhus des membres. M. Pasteur, le 4 mai 1880, annonça à l'Académie de médecine qu'il avait trouvé dans le pus d'une ostéomyélite un organisme semblable à celui du furoncle, par couple de deux ou quatre grains, et par paquets de ces mêmes grains, les uns à contours nets, accusés. « Si j'osais m'exprimer ainsi, ajoutait M. Pasteur, je dirais que dans ce cas tout au moins l'ostéomyélite a été un furoncle de la moelle ».

Depuis, une foule de bactériologistes ont rencontré dans les foyers d'ostéomyélite, le staphylococcus pyogenes aureus. Mais ce n'est point le seul micro-organisme pathogène, et l'on trouve dans bien des cas le staphylococcus pyogenes albus, le streptococcus pyogenes, le micrococcus tenuis. Becker, en 1883, a inoculé les cultures du pus d'ostéomyélite aux animaux, mais il est arrivé à des résultats négatifs toutes les fois, qu'il n'a pas fracturé l'os au préalable.

Rosenbach, Krause également par l'injection des microbes de la suppuration ont provoqué des lésions rapidement mortelles, mais pas de lésion osseuse. Il ne suffit point, en effet, que des micro-organismes circulent dans le sang pour que la maladie se produise, il faut que l'organisme soit dans des conditions de réceptivité spéciale pour que le système osseux soit envahi.

C'est ainsi que les expérimentateurs n'ont réussi à provoquer l'ostéomyélite chez les animaux en expérience qu'en prenant de très jeunes animaux, sur lesquels les os sont en état de croissance, et c'est à proximité du cartilage épiphysaire, au point où les vaisseaux de l'os sont les plus fragiles, seulement, que peut se faire la colonisation microbienne.

C'est un fait reconnu de tout temps que l'état de l'organisme joue un rôle capital dans l'éclosion de la maladie. C'est d'abord une affection de l'adolescence et du jeune âge à cause de la fragilité spéciale du tissu osseux à sa période de croissance. De plus les conditions de débilité, l'affaiblissement de l'organisme, permettant l'envahissement de la circulation par le microbe, sont une cause des plus actives.

Le traumatisme, dans ses modalités diverses, coups, surmenage physique, fatigues prolongées, agit en préparant l'os à l'infection, comme nous avons vu que le traumatisme que Becker pratiquait sur les animaux, faisait l'ostéomyélite. Le point de l'os qui a été soumis à la cause d'affaiblissement se laisse envahir, s'enflamme et suppure, surtout lorsque l'état de nutrition très active de l'os, la prolifération rapide de la moelle, par congestion physiologique a préparé l'inflammation microbienne. Nous pourrions donc conclure de ces faits, que si l'ostéomyélite ne doit plus être entièrement regardée comme une ostéite spontanée, c'est dans la modification même de l'organisme, résultant de l'activité exagérée de sa nutrition et de ses proliférations cellulaires, que doit être cherchée la cause intime de la suppuration osseuse.

Appareil circulatoire.

ENDOCARDITES INFECTIEUSES

Il est démontré aujourd'hui que l'endocardite ulcéreuse est toujours de nature infectieuse.

On avait cru pendant longtemps, suivant l'opinion de Senhouse Kirkes, que l'endocardite végétante ulcéreuse était une maladie spéciale, véritable entité morbide. La bactériologie est venue démontrer, tout récemment, que cette endocardite n'est point due à une cause bactérienne unique, et que des microbes très différents peuvent intervenir. Il n'y a point une endocardite infectieuse, il y a des endocardites infectieuses (1).

De nombreux microbes ont été rencontrés dans les ulcérations valvulaires, ce sont d'abord les staphylococcus pyogenes albus et aureus, les streptocoques, le pneumocoque de Fraenkel, le bacille d Eberth ou le bacterium coli commune, le bacille de Koch, enfin des microbes « non encore rencontrés dans d'autres affections », tels que le microbe de Gilbert et Lion, le bacillus griseus de Weichselbaum.

On admet aujourd'hui, après les nombreux ensemencements et l'expérimentation faite avec les bactéries recueillies sur l'endocarde ulcéré, que la lésion est consécutive à la colonisation sur la valvule de microbes circulant dans le sang. Mais la présence de bactéries dans la circulation n'est point la cause suffisante. En effet, l'infection bactérienne n'est point le fait primitif, elle est secondaire à l'altération profonde de l'organisme : et c'est là le fait primordial capital. Des microbes peuvent pénétrer accidentellement dans le sang, ils ne viendront se fixer sur l'endocarde que s'ils trouvent les conditions générales et locales propres à leur développement. Un organisme affaibli, débilité par la misère, la fatigue, les privations, sera en état de réceptivité, tandis qu'un organisme sain, bien nourri, sera réfractaire à toute atteinte microbienne.

(1) LION. Thèse de Paris, 1890.

L'endocardite infectieuse s'observe, ainsi, de préférence chez les individus surmenés, affaiblis par de mauvaises conditions hygiéniques, ou des maladies antérieures. On retrouve dans la plupart des observations, une affection altérant profondément la résistance du malade, telles que tuberculose, pneumonie, fièvre typhoïde, ou encore la grossesse.

Dans beaucoup d'observations, on trouve également notées des causes locales capables de déterminer la localisation de la maladie infectieuse sur l'endocarde. Très fréquemment les microbes envahissent une valvule déjà altérée; l'endocardite infectieuse chez les anciens rhumatisants, porteurs d'affections valvulaires chroniques, est des plus communes. C'est également la raison pour laquelle l'endocardite ulcéreuse siège de préférence à l'orifice mitral, lieu d'élection des lésions valvulaires rhumatismales.

Osler dit que trois fois sur quatre l'endocarde est altéré antérieurement. Pour Goodhart la proportion serait de 61 pour 69.

« Enfin, dit Lion, on peut supposer que même dans les cas où les « antécédents rhumatismaux font défaut, les valvules sont le siège « de lésions athéromateuses, d'épaississement scléreux ou de toute « autre altération capable d'en altérer le poli. » Dans les observations d'endocardite publiées depuis Senhouse Kirkes, l'athérome de l'aorte est signalé un nombre considérable de fois, et peut expliquer dans bien des cas, pourquoi l'infection bactérienne s'est fixée sur l'endocarde.

L'expérimentation a confirmé ces résultats. Les inoculations aux animaux pratiquées par Rosenbach, Orth, Wyssokowitsch ont montré qu'on peut provoquer l'endocardite végétante ulcéreuse chez les animaux si on a le soin de traumatiser préalablement la valvule. Au moyen d'une sonde d'argent introduite dans la carotide droite de l'animal, Wyssokowitsch fait une lésion aux valvules sigmoïdes, puis inocule dans la veine de l'oreille du lapin une culture pure de certains microbes et obtient ainsi une végétation au point traumatisé. Mais toutes les bactéries ne sont pas aptes à se déposer sur la valvule lésée. Le staphylococcus pyogenes aureus, le streptococcus pyogenes, et le microbe de Nicolaïer donnent naissance à des endocardites; le tétragène, le bacille de Friedländer et le bacille septique au contraire ne donnent rien.

La contre-partie de ces expériences montre que si l'on injecte les mêmes bactéries dans la circulation d'un animal sain, et dont les valvules sont intactes, il ne se produit point d'endocardite et l'animal peut guérir.

Nous trouvons un exemple bien démonstratif du rôle capital, que joue l'état de l'organisme dans la pathogénie de l'endocardite ulcéreuse, dans le fait suivant (1) :

Il s'agit d'une femme de 55 ans, misérable, présentant un état de déchéance organique le plus complet. Cette femme est atteinte d'un érysipèle de la face qui entraîne rapidement la mort, avec une accélération considérale de rythme cardiaque, et état adynamique.

A l'autopsie on constate une endocardite mitrale présentant deux sortes de lésions, les unes anciennes, les autres récentes. Les lésions anciennes sont caractérisées par des indurations valvulaires, scléreuses, les lésions récentes sont des végétations et des ulcérations où les streptocoques abondent. L'enseignement qu'on doit tirer de cette observation, dit M. Jaccoud, est que l'endocardite infectieuse ne se développe pas, sur un endocarde normal, mais que dans la majorité des cas il faut une lésion préalable. Ce qui est constant d'autre part, c'est la détérioration organique, et cette condition « est à peu près toujours au premier plan, alors même qu'il existe d'autres causes ».

ARTÉRITES INFECTIEUSES

Les artérites infectieuses reconnaissent une pathogénie analogue à celle de l'endocardite végétante. Elles surviennent dans le cours ou à la fin des maladies générales. Elles doivent être considérées comme des infections secondaires, à micro-organismes multiples, qui trouvent dans la déchéance de l'organisme, et dans la moindre résistance, l'altération très légère parfois de l'endartère, la porte ouverte à l'infection du vaisseau, qui fait l'artérite infectieuse.

On sait que MM. Gilbert et Lion (2) sont parvenus à reproduire expérimentalement l'artérite infectieuse. Après avoir traumatisé l'aorte ascendante au moyen d'un stylet aseptique, introduit dans la carotide primitive droite, ils injectèrent un centimètre cube d'une cul-

(1) *Journal de médecine*, 10 septembre 1892.

(2) *Société de biologie*, 12 octobre 1889.

ture active du bacille d'Eberth, et virent l'aortite complètement développée chez le lapin, qu'ils sacrifiaient huit jours après.

Les lésions de l'artère se présentaient sous forme de granulations du volume d'un grain de mil à une lentille, de coloration jaunâtre et étaient superposées dans un ordre rectiligne, que l'on devait attribuer à la disposition même des petits traumatismes faits sur l'endartère par le stylet.

Il est bien probable que dans les maladies à dénutrition rapide, l'endartère subit des altérations peu appréciables anatomiquement, mais qui suffisent à créer la porte d'entrée à l'infection.

Nous trouvons une observation bien caractéristique de ces artérites chez les cachectiques, rapportée dans la thèse de M. Vaquez (1) sur la thrombose cachectique.

Il s'agit d'un sujet tuberculeux, très affaibli, dont les viscères présentaient une dégénérescence amyloïde avancée, et qui fit une thrombose de l'artère humérale et axillaire.

L'examen bactériologique montra que l'artérite était le fait d'une infection secondaire, produite par la pullulation, au niveau du point thrombosé de streptocoques pyogènes.

PHLEGMATIA ALBA DOLENS

Depuis les travaux de ces dernières années, on sait que la phlegmatia alba dolens, reconnaît pour cause, dans la majorité des cas, une infection secondaire de la veine, au cours d'une autre maladie Cette infection est essentiellement sous la dépendance d'un état de cachexie profonde de l'organisme, et cette déchéance du sujet infecté est tellement démontrée, qu'aujourd'hui encore en étudie la maladie sous le nom de thrombose cachectique (2). Par quel mécanisme la phlébite se produit-elle ? Il ne suffit point que les bactéries pénètrent dans la circulation (ulcération de cavernes tuberculeuses, cancers, etc.), pour que la phlébite soit constituée. Wyssokowitch, en effet, a montré que les microbes injectés dans le sang disparaissent très rapidement de la circulation. Faut-il que le revêtement endothélial de la veine ait disparu pour que les microbes envahissent la tunique interne du vaisseau ? M. Renaut soutient l'affirmative.

(1) Thèse de Paris, 1890.
(2) VAQUEZ. Thèse de Paris, 1890.

Sous l'influence des altérations profondes de l'organisme, certaines dégénérescences de l'endothélium surviennent et la veine n'a plus sa résistance normale (1).

Il suffira de résumer quelques-uns des faits réunis par M. Vaquez, pour monter que la cachexie et les phénomènes de dénutrition se retrouvent, dans l'étiologie de la plupart des observations (2).

Obs. II. — Fièvre typhoïde grave, infection septicémique surajoutée. Phlegmatia alba dolens de la jambe gauche. Mort après 50 jours de maladie. Infection secondaire causée par des cocci en chaînettes.

Obs IV. — Tuberculose pulmonaire. Phlegmatia alba dolens de la jambe gauche. Staphylocoques dans le caillot.

Obs. V. — Tuberculose pulmonaire. Phlegmatia alba dolens de la période terminale. Présence de bacille de Koch dans le caillot.

Obs. VI. — Tuberculose pulmonaire chronique. Phlébite de la sous-clavière dans la période terminale (syphilis, alcoolisme, cirrhose atrophique). Dans les parois de la veine, microcoques et microbes en bâtonnets.

Quel est le rôle de la cachexie de l'organisme, puisque l'infection ne suffit pas à tout expliquer ? Le rôle de l'organisme, malgré les découvertes bactériologiques, reste toujours des plus importants, car la clinique nous apprend qu'en dehors de la cachexie la phlegmatia est une rareté pathologique. C'est que la cachexie par les conditions nouvelles qu'elle détermine dans la vitesse de la circulation, par les modifications qu'elle fait subir au sang est la raison d'opportunité par excellence, de l'apparition de la phlegmatia (Vaquez).

(1) Widal. Thèse, Paris, 1889.
(2) Vaquez. Thèse, Paris, 1890.

Traitement.

Nous avons montré que la maladie infectieuse reconnaît deux facteurs : le microbe et le trouble fonctionnel de l'organisme.

L'école microbienne a eu le tort de voir exclusivement dans la maladie le microbe pathogène, et d'oublier l'organisme vivant, la « natura medicatrix ». Elle a réduit trop souvent la thérapeutique à la recherche de l'agent microbicide.

En chirurgie, l'antisepsie a donné des résultats merveilleux. Il en est tout autrement en médecine. L'antisepsie médicale, sur laquelle on avait fondé tant d'espérances, n'a malheureusement pas été réalisée : il est impossible d'agir directement sur le microbe sans détruire la cellule qui le contient. Le microbe une fois qu'il a pénétré dans les tissus, échappe à notre antisepsie.

Comme l'a fort bien dit M. A. Robin, nous ne possédons point de substances antiseptiques assez inoffensives pour les globules, et assez puissantes contre les microbes pour amener l'antisepsie du milieu intérieur, et en particulier du liquide sanguin. Il cite, par exemple, le fait d'une syphilitique traitée depuis longtemps par les sels de mercure et qui prend une pneumonie très grave.

M. Dujardin-Beaumetz a été également frappé de ce fait à Cochin, que les malades atteints de fièvre typhoïde qui venaient de l'hôpital voisin (Midi), et qui avaient subi dans ce dernier hôpital uu traitement mercuriel extrêmement rigoureux, présentaient des formes très graves de dothiénentérie et cela à ce point que tous, ou presque tous succombaient.

L'antisepsie intestinale qui paraissait devoir donner les meilleurs résultats, et qu'on a cherché à obtenir par une quantité de médicaments est irréalisable. M. Juhel-Renoy a pu dire que cette médication « n'était qu'un vain mot ». Un récent travail de Stern (1) a établi expérimentalement le peu d'action des antiseptiques sur les bactéries

(1) *Zeitsch. f. Hygiene*, XII, 1, 1892.

de l'intestin. Cet auteur fait ingérer à des individus sains, et à d'autres dont les voies digestives sont malades (typhiques) des cultures de bacillus prodigiosus. Il a retrouvé cet agent dans les déjections, alors que lesdits malades avaient été soumis aux médications antiseptiques les plus variées. Il leur a donné des substances difficilement solubles, finement pulvérisées et à doses souvent répétées.

Stern a vu le calomel à la dose de 0,25, le salol (2 gr.), la naphtoline (0,25 à 0,50), le naphtol β (0,50), permettre l'apparition du parasite, dans les matières fécales aussi abondant qu'apparavant.

Aussi serait-ce vivre dans une fausse sécurité que de croire que cette médication puisse mettre le malade à l'abri d'auto-infections intestinales.

L'expérience a montré qu'on obtient beaucoup plus facilement la destruction et l'atténuation des germes de l'intestin par un purgatif, qui en amenant l'hypersécrétion de la muqueuse balaye tous les micro-organismes, décongestionne les glandes et le revêtement épithélial et donne une vitalité nouvelle aux éléments anatomiques.

Il en est de même de l'antisepsie des voies urinaires supérieures qu'on espérait obtenir, en faisant absorber aux malades par voie digestive des antiseptiques, tels que le salol. M. le professeur Guyon a montré que cette prétendue action du salol n'était nullement justifiée. Il faut encore donner la préférence à l'absorption de boissons abondantes et excitantes (thé au rhum) qui, amenant une abondante diurèse, entraînent mécaniquement les micro-organismes et les empêchent de pulluler sur place.

Ainsi, nous ne pouvons agir qu'indirectement sur le microbe. Mais nous savons que nous possédons en nous beaucoup de germes pathogènes, sans en être atteints tant que l'organisme conserve son intégrité. Il faudra donc s'attacher à maintenir cet état d'immunité et chercher à le rétablir dès qu'il sera troublé. Il est bien démontré en effet, que tous les moyens capables d'entretenir l'organisme en pleine santé, de fortifier la résistance vitale, d'élever le taux de la nutrition sont les meilleurs moyens prophylactiques à opposer aux maladies infectieuses. L'homme sain n'est pas hospitalier pour le microbe, dit M. Bouchard. Presque constamment envahi par les agents infectieux, il réagit contre eux, et dans cette lutte garde généralement le dessus.

Dès lors la prophylaxie des maladies infectieuses devra remplir deux indications :

1° Chercher à connaître et à supprimer les conditions productrices de la virulence des micro-organismes, qui habitent les cavités naturelles, à l'état de microbisme latent.

2° Empêcher l'accumulation des sécrétions et des micro-organismes par une propreté, une asepsie rigoureuse de la peau, des voies génito-urinaires, de la bouche, etc.

Maintenir le bon fonctionnement de l'estomac et des voies digestives qui protègent l'organisme, par action microbicide du suc gastrique physiologique, d'abord, et par le maintien d'une bonne nutrition.

Redoubler les soins hygiéniques, propreté des cavités naturelles en cas de maladie pour éviter les auto-infections si fréquentes dans ces cas.

En un mot faire de l'hygiène, pour augmenter autant que possible le phagocytisme et l'état bactéricide du sang.

Quand on parviendra a empêcher toutes les causes d'affaiblissement de l'organisme, à supprimer le surmenage, à donner une alimentation saine, à écarter la misère physiologique, on pourra maintenir l'économie dans son état fonctionnel parfait, et on sera bien près d'avoir résolu la question des maladies infectieuses. Les germes pathogènes resteront stériles, faute de trouver dans l'organisme, la réceptivité qui fait leur virulence.

CONCLUSIONS

I. — Le rôle de l'organisme dans la genèse de certaines maladies infectieuses est considérable. La maladie dépend plutôt de la façon dont l'organisme est impressionné par un virus que de la nature même du virus.

II. — Nous portons en nous des germes pathogènes, à l'état de microbisme latent, qui ne deviennent virulents qu'à la faveur d'un état pathologique de l'organisme.

III. — Lorsqu'un microbe atténué a repris une virulence excessive dans un organisme malade, il peut contaminer des organismes moins préparés.

IV. — La prophylaxie et le traitement ne pouvant, dans la majorité des cas, arriver à atteindre et détruire l'agent bactérien, l'indication principale consistera à rendre l'organisme autant que possible réfractaire à l'infection, à fortifier et à défendre l'économie par une bonne hygiène.

INDEX BIBLIOGRAPHIQUE

Netter.— Le pneumocoque. Revue critique. *Archives de médecine expérimentale* 1892.

Biondi. — Die pathogenen Mikroorganismen des Speichels (les micro-organismes, pathogènes de la salive). *Zeitsch f. Hygiene.*

L. V. Besser. — Sur les bactéries des voies aériennes à l'état normal. *Beiträge zür pathologischer Anatomie.* Von L. Ziegler, t. VI, n° 4, 1889.

Charrin. — Les défenses naturelles de l'organisme contre l'infection. *Semaine médicale,* 10 décembre 1892.

Metchnikoff. — L'immunité dans les maladies infectieuses. *Semaine médicale.* 26 novembre 1892.

Arnold. — Ueber den Kampf des menschlichen Körpers mit den Bakterien *(Lutte de l'organisme contre les bactéries).* Heidelberg, 1889.

Marfan. — Le surmenage physique et ses effets morbides. *Gazette des hôpitaux,* 1891, n° 8.

Marfan. — Les théories de l'immunité, particulièrement la théorie des phagocytes de M. Metchnikoff. Revue générale. *Bulletin médical,* 1888, n° 60.

Prof. Peter. — *Les Pneumoniques.* Leçons de clinique médicale, 1879.

— Les tuberculeux. In *Cliniques médicales.*

Marfan. — *De la spontanéité dans les maladies.* Leçon d'agrégation faite le 25 février 1892.

Netter. — Présence du micro-organisme de la pneumonie dans la bouche de sujets sains. *Bulletin médical,* 1er mai 1887.

Netter. — *Du microbe de la pneumonie dans la salive.* Comptes rendus de la Société de biologie, 29 novembre 1887. — *Du streptococcus pyogenes dans la bouche de sujets sains.* Société de biologie, 21 juillet 1888.

Netter.— *Du microbe de Friedländer dans la salive.* Société de biologie, 21 décembre 1887. — Microbes pathogènes dans la bouche de sujets sains. *Revue d'hygiène et de police sanitaire,* 1889, p. 501.

Marfan. — Etiologie des bronchites. Phtisie pulmonaire. *Traité de médecine,* 1893, t. IV.

Pasteur. — Note sur une maladie nouvelle déterminée par la salive d'un enfant mort de la rage. *Bulletin de l'Académie de médecine,* 25 janvier 1881.

Alison. — Considération sur l'étiologie de la pneumonie lobaire aiguë. *Arch gén. de médecine,* 1888.

Caspar. — Ueber die Aetiologie und die Incubation fibrinöser Lungenentzündungen. *Berliner klin. Wochenschrift,* 1887.

Linden. — Einfluss der atmosphärischen Verhältnisse auf die Entstehung der Rose, der Lungenentzündungen und der Catarrhe. *Zeitsch f. klin. Medicin,* 1889, XVI.

Litten. — Ueber die durch Contusion erzeugten Erkrankungen der Brust organe. *Zeitsh. f. klin. Med.,* 1889, V.

Proust. — *Pneumonie traumatique.* Thèse de Paris, 1884.

Marfan. — Essai sur l'étiologie et le pathogénie générales des bronchites. *Gazette hebdomadaire*, 1891, n° 43.

— Epidémie de phtisie pulmonaire. *Semaine médicale*, 23 octobre 1889.

— *Troubles et lésions gastriques dans la phtisie pulmonaire.* Thèse de Paris, 1887.

— *Nouvelles recherches sur les troubles et lésions gastriques dans la phtisie pulmonaire.* 2e Congrès de la tuberculose, Paris, 1891.

Marfan et **G. Lion.** — *Deux cas d'infection apyrétique par le bacillus coli communis dans le cours d'une entérite dysentériforme.* Société de biologie, 21 octobre 1891.

Eberth et Schimmelbusch. — Die Thrombose nach Versuchen und Leichenbefunden, Stuttgart, 1888.

Weigert. — Die neuesten Arbeiten über Blutgerinnung. *Fortschritte der medizin*, 1883.

Renaut. — De la phlegmatia alba dolens. *Revue de médecine*, 1880.

Doléris. — *La fièvre puerpérale et les organismes inférieurs.*

Dunin. — Cause des suppurations et des thromboses veineuses dans le cours de la fièvre typhoïde. *Deutsch. Archiv. f. klin. Med.*, Bd XXXIX, Hft 3 et 4.

Thaon. — A propos des broncho-pneumonies de l'enfance et de leurs microbes. *Revue mens. de médecine*, 1885, p. 1015.

Morel. — Broncho-pneumonies consécutives à la rougeole. *Bull. Soc. anatomique*, 1890, p. 297.

Würtz et **Bourges.** — Recherches bacteriologiques sur l'angine pseudo-diphtérique de la scarlatine. *Arch. de médecine expérimentale*, t. II, 1890.

Polguère. — *Des infections secondaires.* Thèse, Paris, 1888.

Landouzy. — *De la première enfance envisagée comme milieu organique dans ses rapports avec la tuberculose.* Congrès pour l'étude de la tuberculose, 1888.

Duflocq et **Ménétrier.** — Déterminations pneumococciques pulmonaires sans pneumonie. *Arch. générales de médecine*, 1890, t. I, p. 658; t. II, p. 47.

Mosny. — Note sur un cas de broncho-pneumonie érysipélateuse sans érysipèle externe. *Arch. de méd. expérimentale*, 1890, p. 272.

Massalongo. — Contribution à l'étude expérimentale de la pneumonie et de la broncho-pneumonie. *Arch. de physiologie normale et pathol.*, 1885, 2e semestre, p. 526.

Von Besser. — Ueber die Bakterien der normalen Luftwege. *Beiträge zür pathologischen Anatomie*, 1889, t. VI, p. 333.

Peter. — Leçons de clinique médicale, 1879.

Clado. — Thèse de Paris, 1886.

Hobein. — *Zeitsch. f. Hyg.*, t. IX.

Queyrat. — Thèse de Paris, 1886.

Bouchard. — Leçons résumées par Landouzy.

Herman. — *Ann. de l'Institut Pasteur*, 1891.

Charron et **Ruffer.** — *Archives de physiologie*, octobre 1890.

Pommay. — Conditions de la virulence. *Annales de micrographie*, 1891.

Revue de Dubreuilh. — *Archives de médecine expérimentale*, mai 1891.

Bouchard. — *Thérapeutique des maladies infectieuses*, 1890.

— *Les microbes pathogènes*, 1892.

Lecorché et **Talamon.** — *Traité de l'albuminerie.*

Denucé. — Thèse de Paris, 1885. Érysipèle.

Capitan. — Thèse de Paris, 1885.

Letzerich. — *Zeitsch. f. klin. Med.*, 1887.
Philippo Wirz. — *Wien. med. Blatter*, 1885.
Jaccoud. — La spontanéité morbide. *Progrès Médical*, 26 nov. 1892.
Gaucher. — *Pathogénie des néphrites.* Thèse d'agrégation, Paris, 1886.
Cornil et **Babès.** — *Pathogénie des néphrites. Les Bactéries*, t. II.
Widal. — *Étude sur l'infection puerpérale, la phlegmatia alba dolens, et l'érysipèle*, Paris, 1889.
Vaquez. — *La thrombose cachectique.* Thèse, Paris, 1890.
Enriquez. — *Bactériologie des urines.* Société de biologie, 21 novembre 1891.
Lehman. — Action de l'urine sur les microbes. *Centralblatt f. Bakteriologie*, VIII, p. 437.
Tuffier. — *Uréthrites. Cystites.* Pathologie externe de Duplay et Reclus, 1892.
Lustgarten et **Mannaberg.** — Ueber die microorganismen der normalen männlichen. *Urethra vierteljahr. f. Dermatol. u. Syphil.*, XIV Jahrg, 1887, p. 405.
Rhorkild Rovsing. — Die Blasenentzündiungen, Berlin, 1890.
Guyon. — *Leçons cliniques sur les maladies des voies urinaires*, 1885, p. 374.
Guiard. — *Étude clinique et expérimentale sur la transformation ammoniacale des urines.* Thèse de Paris, 1883.
Bumm. — Zur Aetiologie der puerperaleu Cystitis. *Centralblatt f. Gynækol.*, 1886
Guyon. — Note sur les conditions de réceptivité de l'appareil urinaire à l'invasion microbienne. *Annales des maladies des voies génito-urinaires*, mai 1889.
Doyen. — Les bactéries de l'urine. Comptes rendus de l'Académie des sciences, et *Journal des sciences médicales*, 1889.
Krogius. — *Bactériologie des urines.* Comptes rendus de la Société de biologie, 1890.
Aimé Morell. — *Étude bactériologique des cystites.* Louvain, 1891.
Reblaud. — *Des cystites non tuberculeuses chez la femme.* Thèse de Paris, 1892.
Abelous. — *La doctrine microbienne et la physiologie de l'appareil digestif.* Société de biol. 9 fév. 1889, Th. de Montpellier, 1888.
Capitan et **Morau.** — Soc. de biologie, 12 janvier, 1889.
De Bary. — Contribution à l'étude des organismes inférieurs qu'on trouve dans le contenu stomacal. *Arch. f. experim, Pathol. ü. Pharmak.*, XX, p. 243, 1885.
Falk. — Influence des sucs digestifs sur les ferments. *Arch. f. Physiol.*, Leipzig, p. 187, 190, 1882.
Strauss et **Würtz.** — Action du suc gastrique sur quelques microbes pathogènes. *Arch. de méd. expér. et d'anat. pathol.*, p. 370, 1889.
Kast. — *L'action antiseptique du suc gastrique.* Hambourg, p. 40, 1889.
Minkowski. — Sur les fermentations dans l'estomac. *Mitth. a. d. med. klin. zü Königsberg*, Leipzig, p. 148, 173, 1888.
Rümme et **Ferranini.** — Influence des acides du suc gastrique sur les ferments de l'estomac. *Riforma Medica*, n° 180, 181, 1889.
Lesage. — *Étude clinique sur le choléra infantile.* Thèse Paris, 1889.
Escherich. — Darmbacterien des Neugeboren und des Saüglings (bactéries de l'intestin du nouveau-né et du nourrisson). *Fortschritte der medizin*, 1885.
Welch. — Le bacterium coli commune dans les organes. *The Medical News.* Philadelphie, 12 décembre 1891.
Macaigne. — *Le bacterium coli commune, son rôle dans la pathologie.* Thèse, Paris, 1892.
Dupré. — *Les infections biliaires.* Thèse, Paris, 1891.
Letienne. — *De la bile à l'état pathologique.* Thèse Paris, 1891.

Steffeck.— Bakteriologische Begründung der Selbsinfection. *Zeitsch. f. Geburtshilfe.* 1890, Bd XX.

Samschin. — Das Vorkommen von Eiterstaphylocokken in den Genitalen gesunder Frauen. (Présence de microbes de la suppuration dans les voies génitales de la femme saine.) *Deutsch. Med. Woch.*, 1890, n° 16.

Winter. — Die microorganismen in Genital Canal der gesunden Frau. *Zeitsch. f. Geburtshilfe u. Gynekol.*, 1888, Bd XIV, Heft 2.

Schultze. — Zur Aetiologie u. Prophylaxie der Genitalerkrankungen des Weibes. *Wiener Med. Blätter*, 1882, n° 52.

P. Bouton. — *De la métrite chez les vierges.* Thèse de Paris, 1887.

Bennett. — *Traité pratique de l'inflammation de l'utérus.* Paris, 1850.

Siredey. — Art. Métrite du *Dict. de méd. et de chir. pratiques.*

Martineau. — *Leçons sur la thérapeutique de la métrite.* Paris, 1887, p. 23.

Foveau. — *De la vaginite et de son traitement.* Thèse de Paris, 1888, p. 21.

Ollivier. — Note sur la contagion de la vulvo-vaginite des petites filles. *Bullet. de l'Acad. de méd.*, 1888, n° 13.

Nöggerath. — Ueber latente und chronische gonorrhœ beim weiblichen Geschlecht. (Gonorrhée latente chez la femme.) *Deutsch. Med. Woch.*, 1887, n° 49.

TABLE DES MATIÈRES

IMPRIMERIE LEMALE ET Cie, HAVRE

A LA MÊME LIBRAIRIE

ARNOULD, ancien interne des hôpitaux. — **Contribution à l'étude de l'hydronéphrose.** Prix..

AUDAIN, ancien interne des hôpitaux. — **De l'hémostase préventive dans les opérations chirurgicales.** Prix.................................. 4 fr.

BOUFFE DE St-BLAISE, ancien interne des hôpitaux. — **Des lésions anatomiques que l'on rencontre dans l'éclampsie puerpérale.** Prix. 7 fr.

BUSCARLET, ancien interne des hôpitaux. — **La greffe osseuse chez l'homme et l'implantation d'os décalcifiés.** Prix.......................... 5 fr.

CARTIER, ancien interne des hôpitaux. — **Glycosuries toxiques et en particulier intoxication par le nitrate d'urane.** Prix................ 4 fr.

CHEVALIER, ancien interne des hôpitaux. — **De l'intervention chirurgicale dans les tumeurs malignes du rein.** Prix.......................... 7 fr.

CIVEL, ancien interne des hôpitaux. — **De la trachéotomie préventive avec tamponnement du pharynx dans les opérations intéressant la bouche et la cavité pharyngienne.** Prix...................... 3 fr.

DAGRON, ancien interne des hôpitaux. — **De l'occlusion intestinale par calcul biliaire.** Prix... 3 fr.

GAMPERT, ancien interne des hôpitaux. — **Traitement de l'amygdalite lacunaire par la discission des amygdales.** Prix.............. 3 fr.

LÉTIENNE, ancien interne des hôpitaux. — **De la bile à l'état pathologique** (avec 2 planches en chromolithographie). Prix........................... 5 fr.

MACON, ancien interne des hôpitaux. — **Contribution à l'étude des résultats de la résection du genou.** Prix.............................. 4 fr.

MALLET, ancien interne des hôpitaux. **Contribution à l'étude de l'épilepsie syphilitique.** Prix.. 3 fr. 50.

MARQUÉZY, ancien interne des hôpitaux. — **Des difficultés du diagnostic des fibromes de la paroi postérieure de l'utérus dans le travail de l'accouchement.** Prix... 3 fr.

MOREL, ancien interne des hôpitaux. — **Contribution à l'étude de la diphtérie.** Prix.. 3 fr. 50

OUSTANIOL, ancien interne des hôpitaux. — **Contribution à l'étude des méninges rachidiennes.** Prix.. 6 fr.

POULALION, ancien interne des hôpitaux. — **Les pierres du poumon de la plèvre et des bronches, et la pseudo-phtisie pulmonaire d'origine calculeuse.** Prix .... 7 fr.

PROST, ancien interne des hôpitaux. — **Contribution à l'étude des myopathies syphilitiques.** Prix.. 2 fr. 50

PILLIET, ancien interne des hôpitaux. — **Étude d'histologie pathologique sur la tuberculose expérimentale et spontanée du foie.** Prix... 4 fr.

REPIN, ancien interne des hôpitaux. — **Origine parthénogénétique des kystes dermoïdes de l'ovaire.** Prix................................. 4 fr.

ROUFFINET, ancien interne des hôpitaux. — **Essai clinique sur les troubles oculaires dans la maladie de Friedreich et sur le rétrécissement du champ visuel dans la syringomyélie et la maladie de Morvan.** Prix.. 2 fr.

ROUSSEL, ancien interne des hôpitaux. — **De l'actinomycose chez l'homme en France.** Prix.. 3 fr.

THOMAS, ancien interne des hôpitaux. — **De l'antisepsie appliquée au traitement des affections parasitaires de la bouche et des dents. Rôle des micro-organismes dans ces affections.** Prix........... 6 fr.

TUILANT, ancien interne des hôpitaux. — **De la névrite puerpérale.** Pr. 2 fr. 50.

VASSAL, ancien interne des hôpitaux, **Contribution à l'étude de la paralysie alcoolique et en particulier des formes généralisées.** Pr.. 3 fr.

IMPRIMERIE LEMALE ET Cie, HAVRE

www.ingramcontent.com/pod-product-compliance
Ingram Content Group UK Ltd.
Pitfield, Milton Keynes, MK11 3LW, UK
UKHW012233240726
13966UKWH00003B/1073

ACTION PHYSIQUE DE L'OXIGENE

PAR LA RESPIRATION ET PAR LA COMBUSTION,

OU

LOCOMOTION DIRECTE

Des oiseaux, des machines aërostatiques et autres, par l'aspiration de l'Oxigène,

PAR JOSEPH BRESSY,

Ancien Médecin de Montpellier, membre de l'Athénée des Arts de Paris,

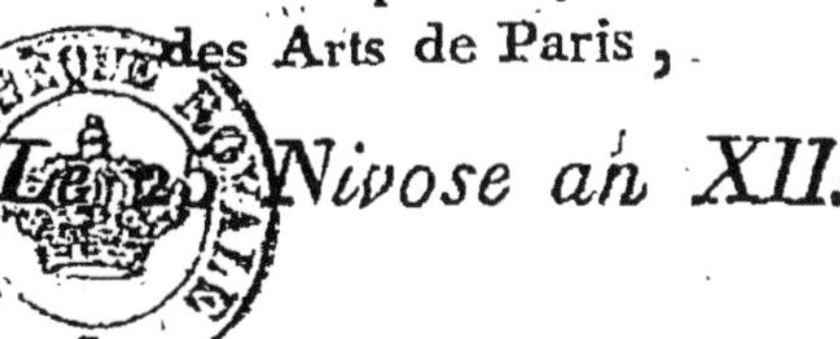

Le 25 Nivose an XII.

A PARIS.

De l'Imprimerie de J.-B. ROUSSEAU, rue St.-Dominique d'Enfer, N°. 8.

AN XII — 1804.

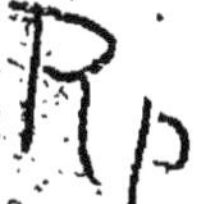

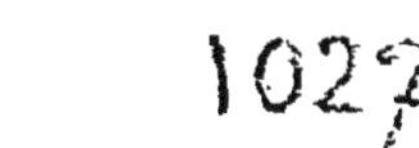